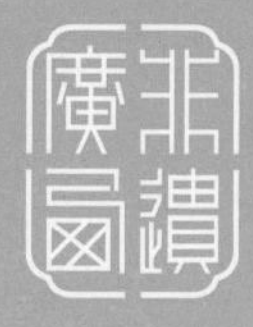

FEIYI GUANGXI

“非遗广西”丛书编委会

非遗广西

广西壮族自治区党委宣传部
当代文学艺术创作工程扶持项目

药线点灸

神奇的壮医疗法

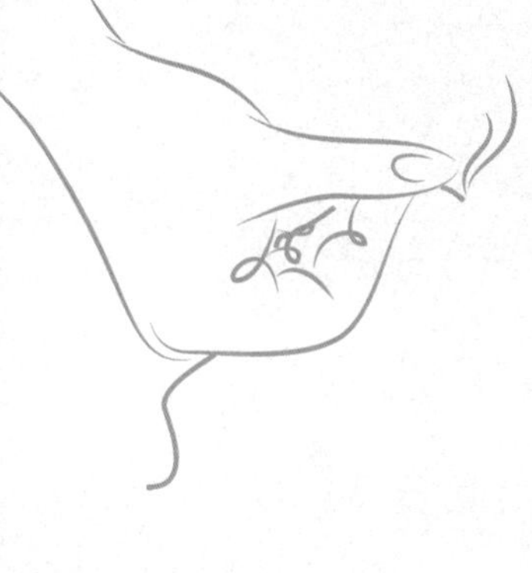

秦祖杰 蒋桂江 编著

广西科学技术出版社

图书在版编目（CIP）数据

药线点灸：神奇的壮医疗法 / 秦祖杰，蒋桂江编著 . —南宁：广西科学技术出版社，2022.6（2022.8 重印）
（非遗广西）
ISBN 978-7-5551-1786-5

Ⅰ . ①药… Ⅱ . ①秦… ②蒋… Ⅲ . ①药线点灸—介绍 Ⅳ . ① R245.82

中国版本图书馆 CIP 数据核字（2022）第 075023 号

出 版 人	卢培钊	**责任编辑**	罗煜涛　李　媛　梁佳艳
出版统筹	郭玉婷	**美术编辑**	韦娇林
设计统筹	姚明聚	**责任校对**	阁世景
印制统筹	罗梦来	**责任印制**	韦文印
音像出品	韦志江	**音像监制**	滕耀胜
音像统筹	陆春泉	**音像编辑**	陈荟伊

出　　版　广西科学技术出版社
广西南宁市东葛路 66 号　　邮政编码　530023
发行电话　0771-5842790
印　　装　广西民族印刷包装集团有限公司
开　　本　880 mm × 1230 mm　1/32
印　　张　4.875
字　　数　97 千字
版次印次　2022 年 6 月第 1 版　　2022 年 8 月第 2 次印刷
书　　号　ISBN 978-7-5551-1786-5
定　　价　28.00 元

前言

文化是民族的血脉，是人民的精神家园。习近平总书记强调，“中华民族在几千年历史中创造和延续的中华优秀传统文化，是中华民族的根和魂”。党的十八大以来，以习近平同志为核心的党中央高度重视中华优秀传统文化保护传承工作。中共中央办公厅、国务院办公厅2017年1月印发的《关于实施中华优秀传统文化传承发展工程的意见》强调，实施中华优秀传统文化传承发展工程，是建设社会主义文化强国的重大战略任务，对于传承中华文脉、全面提升人民群众文化素养、维护国家文化安全、增强国家文化软实力、推进国家治理体系和治理能力现代化，具有重要意义。非物质文化遗产是中华优秀传统文化的重要组成部分，是中华文明绵延传承的生动见证，是联结民族情感、维系国家统一的重要基础。保护好、传承好、利用好非物质文化遗产，对于延续历史文脉、坚定文化自信、推动文明交流互鉴、建设社会主义文化强国具有重要意义。

2017年4月，习近平总书记视察广西，来到合浦汉代文化博物馆，指出这里有着深厚的文化底蕴，要让文物说话，让历史说话，让文化说话，要加强文物保护和利用，加强历

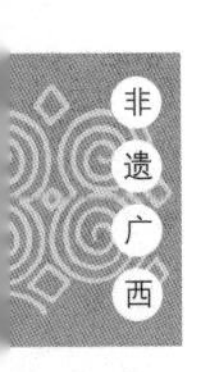

史研究和传承。2021 年 4 月，恰逢“壮族三月三”活动期间，习近平总书记再次亲临广西视察，专程到广西民族博物馆观看壮族织锦技艺、壮族天琴艺术等非物质文化遗产项目的展示展演并给予高度肯定。2021 年 6 月，习近平总书记在给老艺术家黄婉秋的回信中说，你主演的电影《刘三姐》家喻户晓，让无数观众领略到了“刘三姐歌谣”文化的魅力。总书记同时指出，深入生活，扎根人民，把各民族共同创造的中华文化传承好、发展好，是新时代文艺工作者的光荣使命。习近平总书记的重要指示，为我们做好广西文化遗产保护传承工作提供了根本遵循。

广西地处祖国南疆，是一个多民族聚居的地区，有壮、汉等 12 个世居民族。长期以来，各民族交往交流交融，和睦相处，团结奋斗，在八桂大地共同创造了光辉灿烂的历史和文化。广西各民族在适应自然，创造历史，与自然和历史对话过程中创造出多姿多彩、丰富厚重，具有极高历史价值、文学价值、艺术价值和科学价值的民族文化，为我们留下了宝贵的非物质文化遗产。这些遗产，一方面是各民族在广西这片亚热带土地辛勤耕耘的见证，另一方面也反映了广西各民族之间交往交流交融、共建壮美家园的历史，有力佐证了我们 56 个民族是命运与共的中华民族共同体。

广西非物质文化遗产以其多元化的形态体现着各民族的聪明智慧和非凡的创造力，是传承各民族文化根脉的宝贵资源财富，是激励各民族团结奋进、锐意进取的不竭动力和源泉，对继承和弘扬中华优秀传统文化，推动社会主义文化大发展大繁荣具有重要意义。为保护各民族共同创造的非物质文化遗产，广西采取积极有效措施，加强非物质文化遗产的保护与传承。截至2022年6月，广西共有70项国家级非物质文化遗产代表性项目，先后有49名传承人被认定为国家级非物质文化遗产代表性传承人；共有914项自治区级非物质文化遗产代表性项目，先后有936名传承人被认定为自治区级非物质文化遗产代表性传承人。

2021年8月，中共中央办公厅、国务院办公厅印发《关于进一步加强非物质文化遗产保护工作的意见》，要求加强非物质文化遗产相关出版工作，加大非物质文化遗产传播普及力度，出版非物质文化遗产通识教育读本。为认真贯彻落实习近平总书记关于文化遗产保护的系列重要指示精神和中办、国办有关文件精神，深入实施中华优秀传统文化传承发展工程，保护、传承非物质文化遗产，广西壮族自治区党委宣传部组织广西出版传媒集团旗下7家出版单位编纂出版了广西非物质文化遗产普及读物——“非遗广西”丛书，并将其列入广西当代文学艺术创作工程三年规划（2022—2024年）给予扶持。“非遗广西”丛书共20种，每种均附音频、视频等数字出版内容，通过融合出版方式增强丛书的通俗性、可读性、趣味性，全方位展示广西丰富多彩的非物质文化遗产。这对于加强广西非物质文化遗产保护、传承和开发利用，提升广西优秀传统文化影响力和传播力，建设新时代中国特色社会主义壮美广西，铸牢中华民族共同体意识具有重要意义。

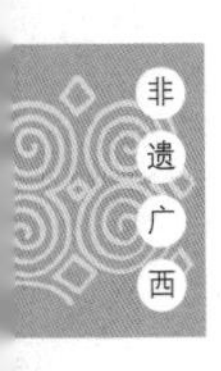

目录 MULU

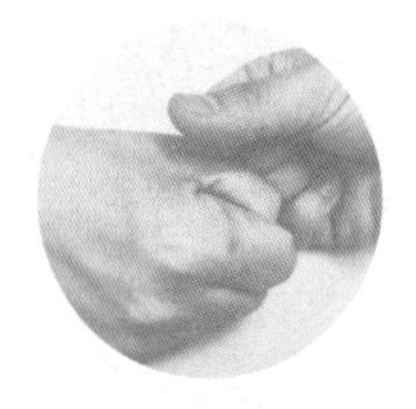

遇见壮医药线点灸

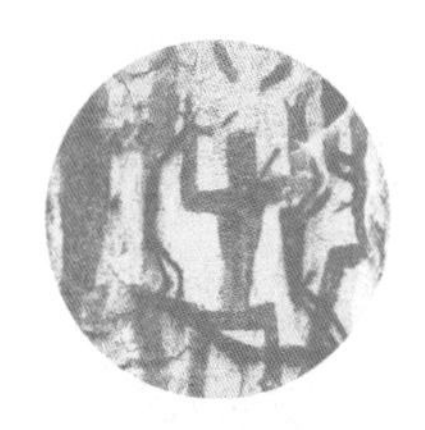

壮乡孕育药线点灸

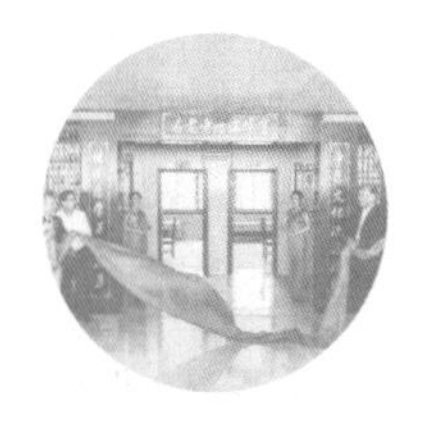

药线点灸走出大山

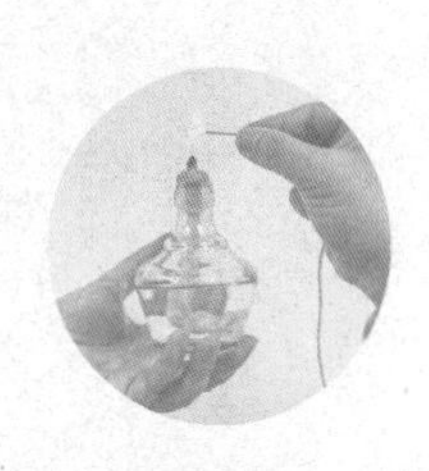

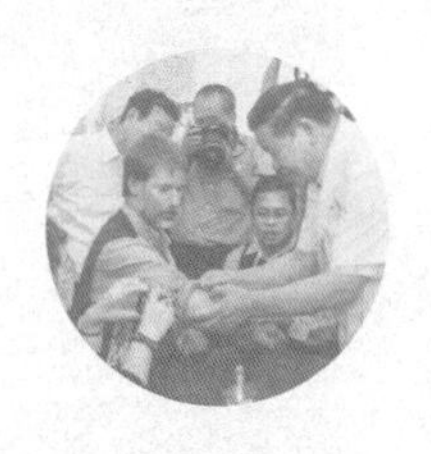

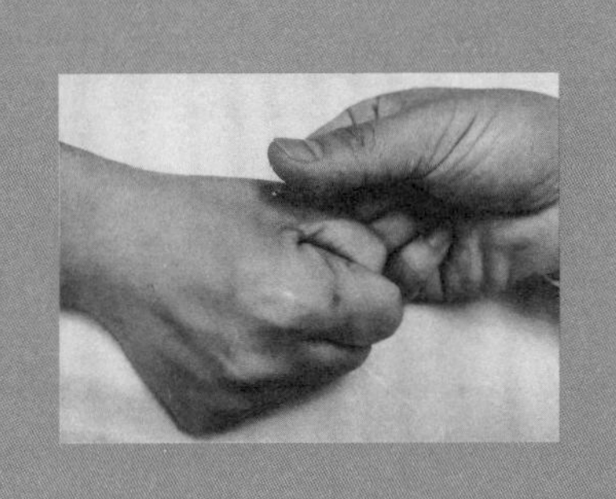

遇见壮医药线点灸

国家宝贝，药线点灸

2011 年 5 月，经国务院批准，壮医药（壮医药线点灸疗法）列入第三批国家级非物质文化遗产代表性项目名录。

2021 年《中国统计年鉴》数据显示，截至 2020 年，全国壮族人口共 1900 多万人，主要分布于广西壮族自治区和云南

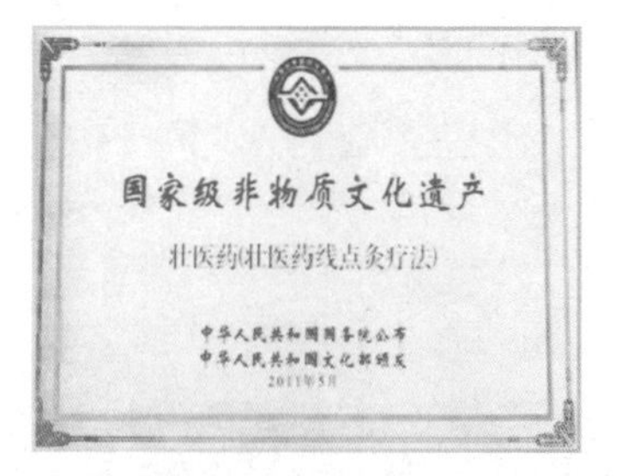

壮医药（壮医药线点灸疗法）列入第三批国家级非物质文化遗产代表性项目名录

扫码看视频

省文山壮族苗族自治州。壮医药是壮族人民在长期生产、生活实践中创造的丰富多彩的非物质文化遗产，是壮族人民智慧与文明的结晶，是联结民族情感的纽带，是民族精神、民族情感、民族历史、民族个性、民族气质、民族凝聚力和向心力的有机组成和重要表征之一，蕴含了壮族特有的精神价值、思维方式

和文化意识，对建设中国特色社会主义民族医药体系具有重要的意义。

壮医药是在古代骆越文化和岭南文化的背景下，以阴阳为本，天、地、人三气同步，脏腑骨肉气血为体，气道、谷道、水道“三道”和龙路、火路“两路”为用的民族传统医药。壮医药的应用以壮族群众为主，周边的苗族、瑶族、侗族等民族也相互交流应用。

壮医药线点灸疗法是壮医外治法之一，是将经壮药液泡制的苎麻线点燃后，直接灼灸人体体表一定穴位或部位，以达到治疗和预防疾病目的的一种治疗方法。该疗法挖掘于民间，经研究、整理和发展，至今仍深受广大民众的欢迎。

壮医药线点灸所用的药线由苎麻搓成，规格有小号、中号、大号，直径分别为 0.25 毫米、0.70 毫米、1.00 毫米，用壮药液浸泡后密封备用。使用时，利用药线点燃后形成的珠火（即圆珠状炭火）灼灸患者体表的一定穴位或部位，以疏

三种规格的壮医药线

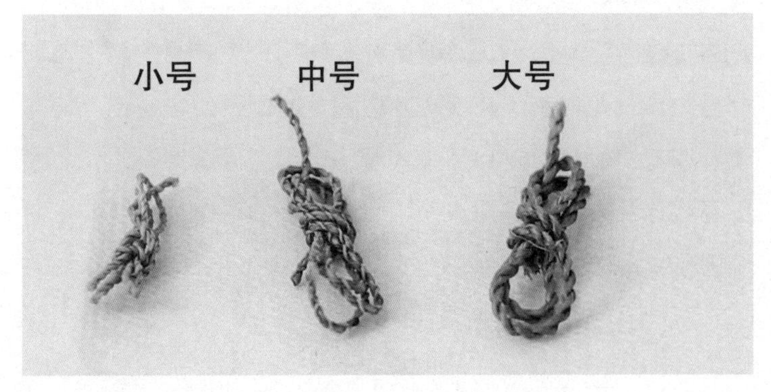

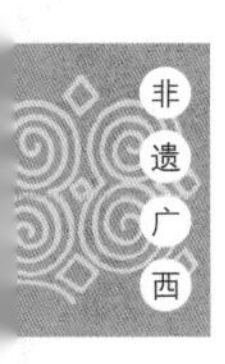

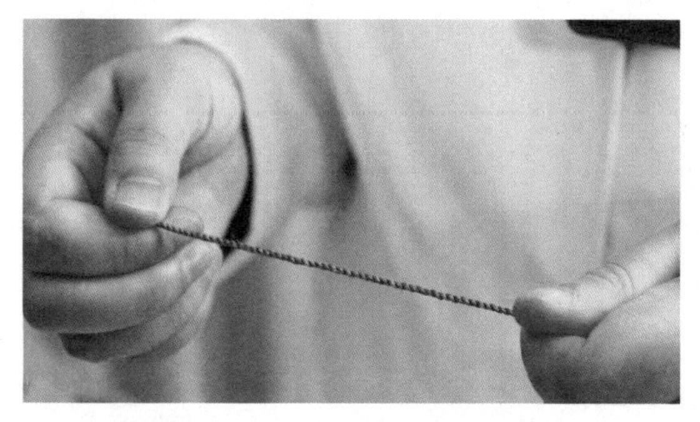

由苎麻搓成的壮医药线

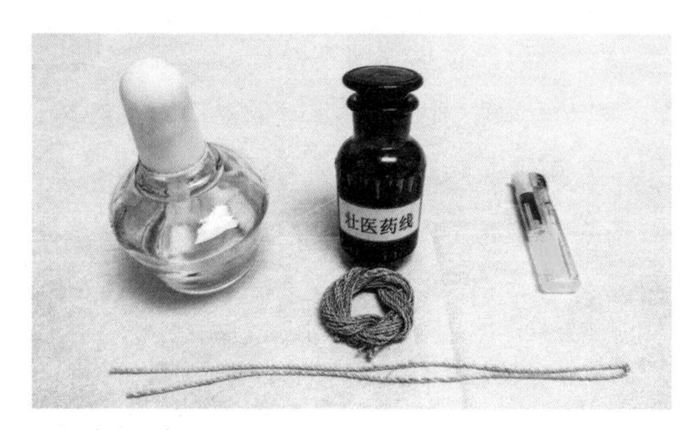

壮医药线点灸器具

通气道、谷道、水道，调节龙路、火路气机，具有祛风通痹、止痛止痒、活血化瘀、散结消肿等作用。苎麻线与制作药液的药物均就地取材，药液按壮医理论配制。所取穴位有梅花穴、莲花穴、长子穴和经验穴等，也可用中医针灸穴位。壮医药线点灸疗法因应用方便、疗效较好，已作为适宜技术向全国推广。

药线点灸，特色鲜明

壮医认为“疾病并非无中生，乃系气血不均衡”。壮医药线点灸通过温热、药效及对人体网结（穴位）的刺激，疏通龙路、火路，通过龙路、火路传导刺激，鼓舞人体正气，驱毒外出，恢复天、地、人三气同步，正常发挥脏腑骨肉气血的功能，平衡气血，畅通三道两路，起到祛风通痹、止痛止痒、活血化瘀、散结消肿等作用，使人体各部功能恢复正常，从而促使疾病好转或痊愈。

壮医药线点灸疗法简单易行，用于外治既不会造成身体不良的外部反应，又可避免内服药物可能带来的身体负担，只要在皮肤上点一点就能起到显著的治疗效果，堪称神奇的壮医治疗方法。

壮医药线点灸疗法的临床特色，总结归纳起来有 5 个方面。

（1）适应证范围广。壮医药线点灸疗法可以治疗内科、外科、皮肤科、妇产科、小儿科、眼科、口腔科、耳鼻喉科等科的常见病、多发病及一些疑难杂症。

（2）优势病种突出。壮医药线点灸疗法对一些疾病疗效非常好，如感冒、发烧、红眼病、偏头痛、痛经及接触

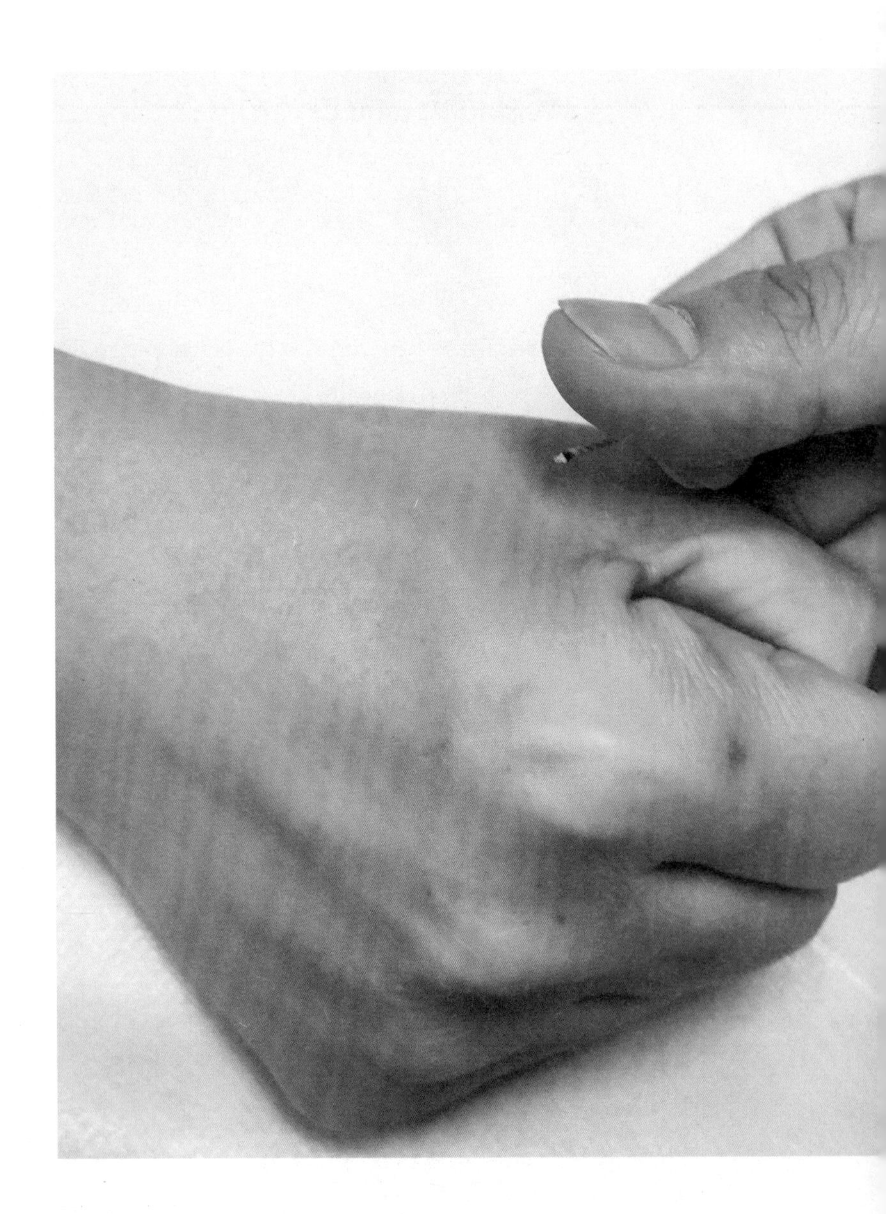

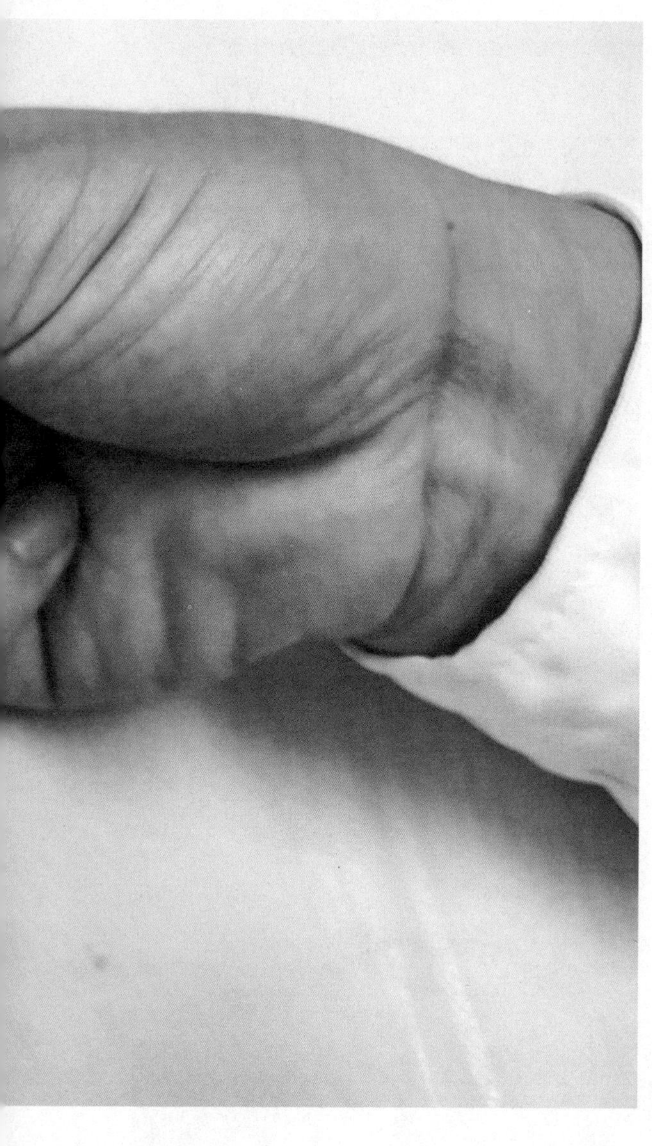

壮医药线点灸操作

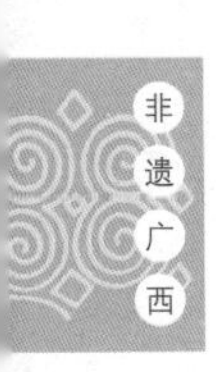

性皮炎等。

（3）简、便、廉、验、捷。壮医药线点灸疗法所需器具简单，有火源（如酒精灯、火柴、蜡烛、打火机等）和药线即可施灸治病。药线成本低，可以随身携带；施灸不受场所限制，随时随地可以治疗，疗效明显。

（4）无毒副作用、无污染。壮医药线点灸时局部仅有蚁咬样灼热感，无难忍的痛苦。点灸后无疤痕、无后遗症、无毒副作用，安全可靠。药线点燃后无烟雾形成，燃烧后仅有极少量白灰，不会污染环境。

（5）具有协调治疗作用。壮医药线点灸疗法可以单独应用，也可以与其他疗法（包括内治法和外治法）联合应用。

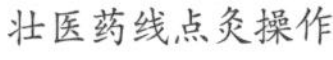
壮医药线点灸操作

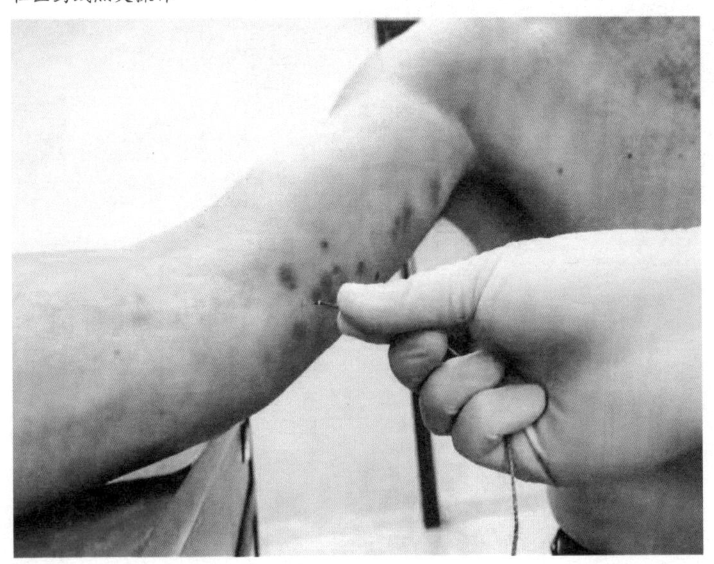

当与其他疗法联合应用时，不但不影响其他疗法的疗效，而且还可起到协同作用，综合提高治疗的效果。

另外，壮医药线点灸疗法有壮医理论特色、选穴特色和临床治疗操作特色，特色鲜明，行之有效，是壮医外治疗法中非常有代表性的特色治疗方法之一。

常用壮药与壮医药线

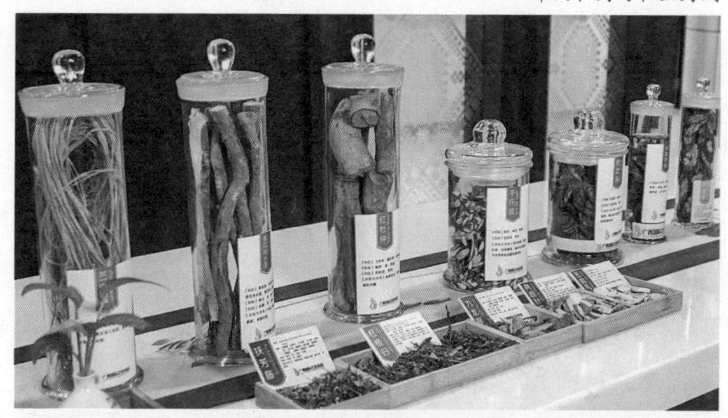

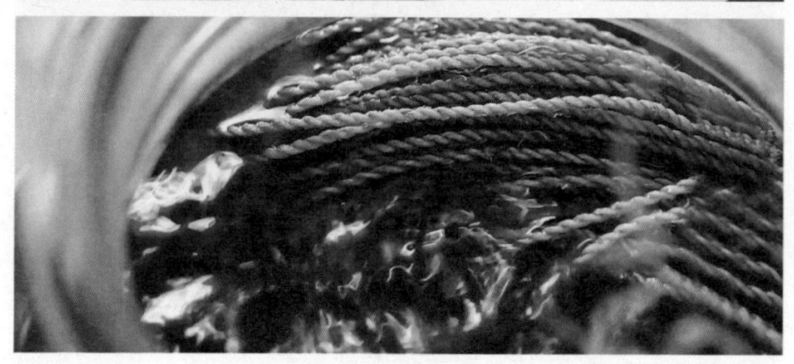

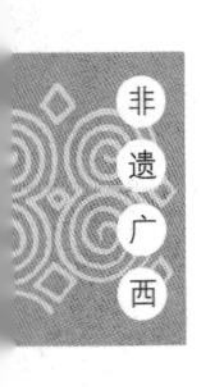

药线点灸，影响深远

壮医药线点灸疗法的传承人龙玉乾深明大义，无私奉献，将家传绝技公之于众。之后，这项壮医技法得到了深入研究和广泛推广，影响深远。

1985 年，黄瑾明首先将壮医药线点灸疗法列入本科选修课。他亲自授课，并主持完成“壮医药线点灸疗法的研究与教学实践”项目，成果荣获“广西优秀教学成果奖二等奖”，使壮医药教育成为当时广西中医学院的办学特色。

1986 年，在龙玉乾的经验指导下，黄瑾明等人加以发掘整理和规范研究，撰写《壮医药线点灸疗法》一书并出版，向全国各地发行。这是壮医发展历史上第一本以壮医命名的著作，荣获“广西优秀科普作品奖二等奖”。1988 年，以该书为基础拍摄的中英双语解说的《壮医药线点灸疗法》教学录像片正式出版发行，向国内外传播壮医药线点灸疗法。1992 年，黄瑾明主持完成“壮医药线点灸疗法的整理和疗效验证研究”项目，成果荣获“国家中医药科学技术进步奖二等奖”和“广西医药卫生科学技术进步奖一等奖”，为壮医药领域首次获得的省部级科研成果奖励。2009 年，中央电视台以黄瑾明开展壮医药线点灸临床工作为题材的专题报道

《“线”到病除》引起轰动。2011 年 5 月，经国务院批准，壮医药（壮医药线点灸疗法）列入第三批国家级非物质文化遗产代表性项目名录，为壮医药首项国家非物质文化遗产项目。

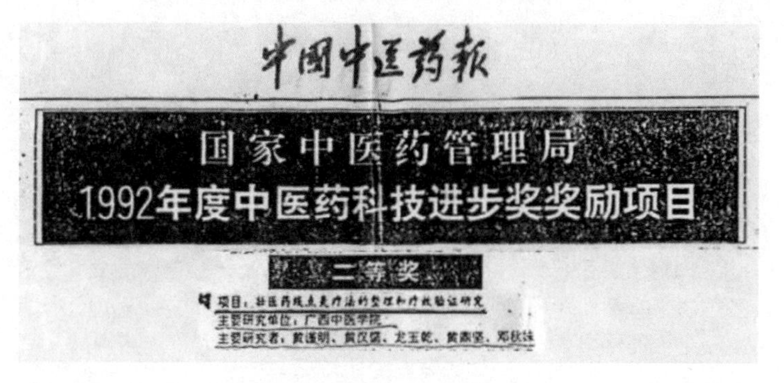
中国中医药报

国家中医药管理局
1992年度中医药科技进步奖奖励项目

二等奖

项目：壮医药线点灸疗法的整理和疗效验证研究
主要研究单位：广西中医学院
主要研究者：黄谨明、黄汉儒、龙玉乾、黄鼎坚、郑秋[illegible]

《中国中医药报》刊登“壮医药线点灸疗法的整理和疗效验证研究”项目成果获奖情况

自此，壮医药专家在原有基础上进行了多项科学研究，包括动物实验研究、临床研究，众多关于壮医药线点灸疗法的研究成果对国内民族医学的发展产生了深远的影响。

1985 年，广西中医学院在原有基础上开设了壮医门诊部，并面向全国开办了 30 多期壮医药线点灸疗法培训班，共培训了 1500 多名学员，治疗 20 余万人次。此后，壮医药线点灸疗法成为国内知名的成熟壮医临床诊疗技术并向全国推广，在各地培训了成千上万名技术人员，该疗法在全国得到广泛应用。

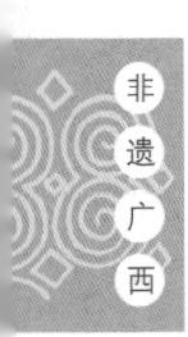

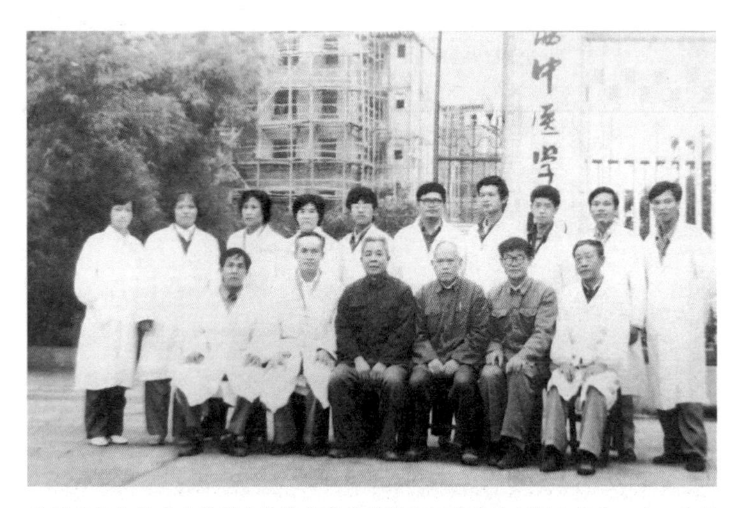

壮医药线点灸疗法培训班学员合影（前排右三为国医大师班秀文、左三为龙玉乾、右二为黄瑾明）

以下是部分就诊的病友及培训学员们的真实感谢信。

（1）山东淄博市临淄区辛店油田汽车大修厂丁东富同志的来信。

中医学院壮医门诊部领导：

我为我小孩求医治疗白癜风，访遍国内许多名医和医院，没治好，用了你们的药线后，已治好了一大块，还有几块有的变成浅红色，有的变成黄色，总之都快好了。

我小孩在济南市上大学，再次向你们表示感谢！

丁东富

1988 年 4 月 19 日

（2）广西南宁铁路工务段凌鸿仁同志的来信。

中医学院壮医门诊部：

我长年患有慢性结肠炎，去年十月初又患菌痢，腹部胀痛、头晕、发冷、呕吐、吃不进食物，每天解烂便4～6次，有时一蹲就是一两个小时，身体极为虚弱。经某医院治疗四十多天，病情时缓时重，一直未见好转，消瘦明显，体重减轻。经询问贵部黄瑾明主任，建议使用壮医药线点灸治疗。在黄医生的精心治疗下，第二天病情就开始好转，第四天胃口大开，能进食物，第九天一切症状消失。经复查大便恢复正常，获得治愈。

凌鸿仁

1988年1月10日

（3）辽宁省东沟县（现东港市）八棵树村联合诊所李书田同志的来信摘录。

我自从参加壮医药线点灸函授学习以来，三个月后开始应用于湿疹、牛皮癣、疔毒痈疮、痛经、遗尿、腰扭伤等病的治疗，经过一段时间的点灸施术，取得显著效果……患者们纷纷要求应用药线点灸治疗……药线点灸疗法在东北地区南部得到了群众的信任，并生根发芽、开花结果。

（4）湖南省嘉禾县城关镇卫生所李宗柏同志的来信摘录。

几个月来一共用药线点灸治疗了各类患不同程度、不同性质疾病的病友110多人次，80%以上都收到了满意的效

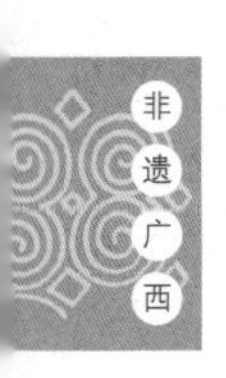

果……壮医药线点灸疗法，有特殊的、独特的医疗特点，特别是对于缺医少药的边远山区，确实有巨大的医疗价值。

（5）河南省新县城关胜利药店外科诊所李世和同志的来信摘录。

我参加贵院壮医药线点灸函授班学习后，经临床实践，对有些中西医治疗效果不明显的病证，通过药线点灸，可以收到意想不到的疗效，有些病证立竿见影。如我寄给贵部的第6个病例的资料，患者原是来诊治小便不利的，结果患了六年多的大便秘结顽疾也不翼而飞。

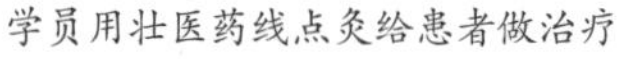

学员用壮医药线点灸给患者做治疗

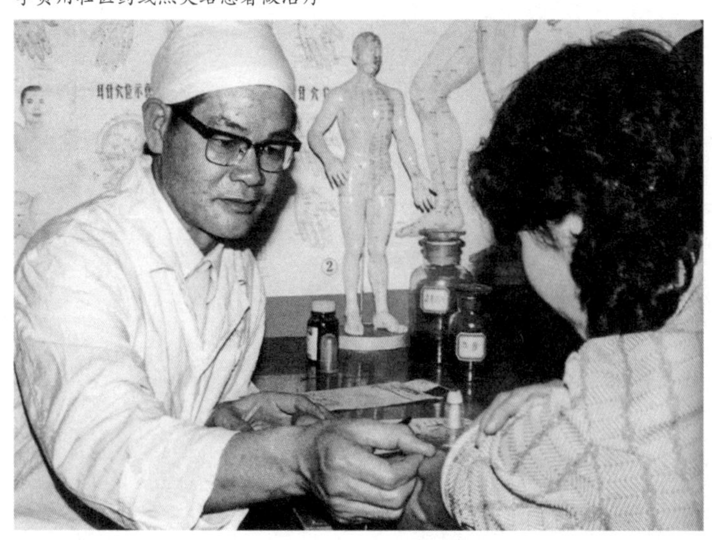

随着中国医学在国际上被越来越多的人认可和接受，壮医药线点灸疗法的对外交流活动日益频繁。以黄瑾明为代表的具有较高学术造诣的壮医药专家前往世界各地进行学术交流，以期将该疗法传播至世界各地，造福世界人民。

1991 年，应澳大利亚自然医学院邀请，黄瑾明给该院学生开展了壮医药线点灸疗法课程教学，教学时长为 21 个学时，分为课堂理论教学和门诊医疗实践指导两个部分。

在国外讲学的过程中，黄瑾明声情并茂、条理清晰地讲授壮医药线点灸疗法的理论基础、显著特点、主要适应证、取穴原则、技术操作要点及临床应用，学生们对这一来自中国少数民族的医疗方法特别感兴趣，他们认真听课，思维特别活跃，课堂氛围浓厚且轻松。

在教学过程中，黄瑾明还为学生、患者分别开展示范教学和治疗活动，使学生亲身体验或目睹该疗法的显著治疗效果。一次，黄瑾明对现场一位腿部有伤的学生进行治疗。他拿出事先准备好的药线，在该学生的受伤部位行梅花穴点灸。治疗后这位学生不可思议地看着他说道："太神奇了！感觉很舒服，好像马上就痊愈一样。您手上拿的是什么宝贝，是上帝给您的吗？"这一番话，惹得围在旁边的学生大笑起来。

黄瑾明形象的教学，使这些外国学生对该疗法产生了浓厚的兴趣，也激发了他们的求知欲。经过 21 个学时的讲解，大部分学生已经基本掌握了壮医药线点灸疗法的操作技能，有些学生甚至已经开始使用它治病了。

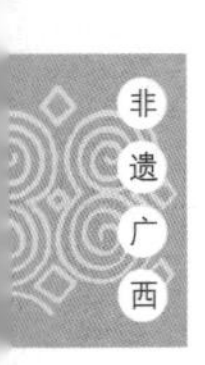

黄瑾明这次到澳大利亚讲学，标志着壮医药线点灸疗法走出了国门，并在世界一定范围内得到了宣传和推广，可以说是壮医药线点灸疗法走向世界的开端。

1993 年，第一届世界传统医药大会在美国洛杉矶召开，黄瑾明应邀参加。大会上，面对来自世界各地的传统医药学专家学者，黄瑾明展示了中国壮医的神奇。在短短的 1 小时之内，他采用演讲与演示相结合的形式，吸引了在场所有人的目光，现场也响起雷鸣般的掌声，大家惊叹道："中国居然还有如此神奇的疗法！"

壮医药线点灸疗法在大会上引起的轰动，远远超出了黄瑾明的预期，这让他十分高兴。这次大会是壮医药特色疗法在世界崭露头角的历史性平台，同时也为黄瑾明后来再次到美国讲学打下了基础。

在回国后的某一天，黄瑾明突然收到一封来自美国的信。原来是一封邀请函，内容大意是希望他到美国推广壮医药线点灸疗法，而邀请者就是他当时在美国参加世界传统医药大会时结识的美国格鲁博大学东方医学博士、联合国和平基金会世界名医奖获得者冯宝兰女士。冯宝兰女士在邀请函中诚恳地表示，自己对壮医药线点灸疗法十分感兴趣，希望黄瑾明到美国推广该疗法，她可以为该疗法的传播与交流提供一个更为宽广的平台。1993 年，黄瑾明怀着无比激动的心情再次飞往美国洛杉矶，开始了他出国宣传和推广壮医药线点灸疗法的第一站。

第一个接受黄瑾明实施壮医药线点灸治疗的美国患者是一位患有皮肤瘙痒症的中年妇女。经过一个星期的治疗，她患了多年的皮肤瘙痒症被治愈了。随着患者的增多，黄瑾明在美国接触的病证也渐渐多了起来，如发热、肿块、麻痹等。在接触的各种病例中，用壮医药线点灸治疗大多取得良好的疗效。

经过长期的临床推广应用和疗效观察发现，壮医药线点灸疗法在美国患者身上同样有效，有的甚至立竿见影，受到了美国人民的欢迎。这也圆了黄瑾明到美国的梦想——验证壮医药线点灸疗法能否在世界各族人民身上产生显著疗效。

壮医药事业经过壮医药专家的传承、研究、应用和发展，从幼稚走向成熟，从中国走向世界，取得了长足的发展。

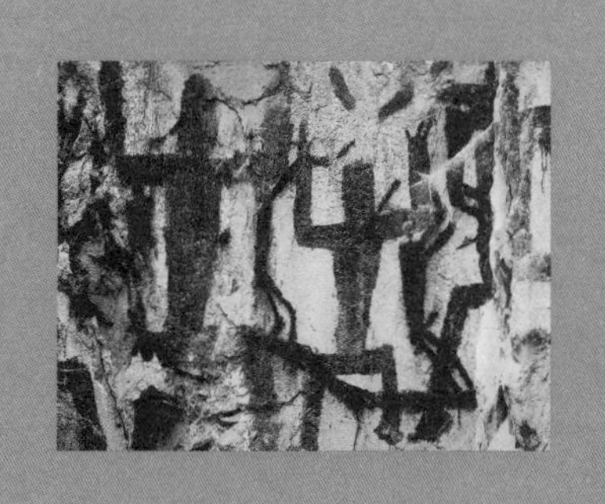

壮乡孕育药线点灸

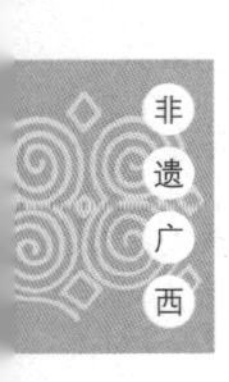

美丽壮乡孕育了壮医

广西壮乡地区山水秀丽，物产丰富，特有的自然地理环境和气候特点对壮医药的产生有着重要的影响。壮族聚居地区属于亚热带季风气候区，夏季日照时间长，冬季霜雪少，雨量丰沛，利于动物生存和植物生长，动植物药材资源丰富。但与此同时，受潮湿炎热的气候影响，易发生痧、瘴、毒、风、湿等相关疾病。

壮乡人民在漫长的历史进程中不仅创造了灿烂的历史文化，而且在长期与疾病做斗争的过程中，发现了大量对治疗疾病有效的药物，总结了丰富的治疗方法。在长期的生产、生活中，壮族医药逐渐萌芽。

壮医药的起源与早期壮族先民的生产、生活紧密相关。据考证，壮族先民的生存环境极端险恶，伤病无法避免，人们寻医求药的愿望非常强烈。在此背景下，壮医药逐渐萌芽。总体而言，壮医药起源于原始社会，于先秦时期草创萌芽，经过汉魏六朝等历代壮族民众防病治病的长期实践，逐渐积累了丰富的、宝贵的经验，初步形成了具有浓郁民族特色的壮族医药。

成书于先秦时期的《山海经》是我国最早记述医药知识的古籍，其所记载的药物以动物药居多，大部分在壮族地区有出产。壮医用药有扶正补虚多配用血肉有情之品的特点，与壮族现在仍保留有生饮动物血的习俗相类似。壮医药专家覃保霖从壮语音义角度对《山海经·南山经》中的部分药物进行了研究和考释，如书中记载了用紫苏、草木的母根来防病治病，这与壮族认为体弱多病者常佩戴草药木根能防病治病的传统风俗有相似之处。

先秦至秦汉时期，南方地区在铁器尚未普及的情况下，壮族先民就已经知道在砭石的基础上敲击陶片，将其磨制成针状的医疗工具，然后在患者体表的相应穴位或部位刺割至皮下出血以达到治病的目的。这就是古老的壮医陶针刺血疗法，在民间流传经久不衰。我国现存最早的记载针刺疗法起源的经典著作《黄帝内经·素问》曰："故九针者，亦从南方来。"经考证，广西南宁市武鸣区马头镇西周至春秋时期墓出土的青铜浅刺针、广西贵港市罗泊湾一号汉墓出土的银针是壮族先民对一些热病、中毒等疾病进行放血治疗的工具。可见壮族先民很早就积累了独特的针刺治疗经验，并对中医"九针"的形成产生了重大的影响。南朝宋范晔所著的《后汉书·马援传》提到，马援带兵出征交趾，因当地经常有瘴气，于是时常服用薏苡仁，以使身体轻盈、精气充足，有利于驱除瘴气。这反映了汉代壮族地区多发瘴病及壮族先民用薏苡仁防治瘴病的经验，薏苡仁迄今仍是壮医常用药材。大致成书于战国时期的《五十二病方》是在湖南长沙马王堆三号汉

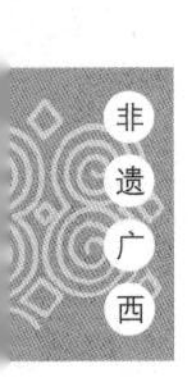

墓出土的我国最早的医方帛书，书中所述的一些疾病如蛊、漆疮、蛭蚀等是南方的常见病，记载的药物有浓厚的南方色彩，如厚朴等药材正是南方土产。成书于东汉时期的《神农本草经》是我国现存最早的本草著作，共收载了365味药材，其中有125种在壮族地区大多有出产，如壮族地区盛产的薏苡仁、牡桂、丹砂等。

西晋嵇含所著的《南方草木状》是我国现存最早的植物学专著，记载了许多壮族用药，如能解蛊毒的吉利草等。据清代谢启昆等修纂的《广西通志》得知，吉利草产于上林县；又载交州上贡的豆蔻花能破气消痰；芭蕉心性寒凉，能清热解毒。当时广西部分地区属交广地区，壮族民间至今仍流传这些用药经验。东晋葛洪所著的《肘后备急方》记载了岭南俚人治疗脚气病、防治沙虱的经验，尤为重视岭南俚人的用毒、解毒方法，还记载了中毒的鉴别方法。

隋代巢元方所著的《诸病源候论》是我国第一部比较完善的病因病理学专著。书中对岭南地区常见的痧、瘴、蛊、毒做了专门论述，对壮药使用也有涉猎，同时记载了岭南俚人使用的五种毒药及中毒诊断方法，说明早在隋代，壮族先民就善于制造毒药及救治中毒患者，其相关方法也传入了中原。唐代苏敬等编撰的《新修本草》是我国现存最早的国家药典，载药共850种，收载了部分岭南地区的药物。汉末的《名医别录》记载了蚺蛇胆的功用，《新修本草》中指出蚺蛇胆产自岭南地区。桂以岭南出产者为佳，《新修本草》介绍了壮族先民采集、加工、使用桂的经验。唐代陈藏器所撰的《本草拾遗》记载了不少壮族地区使用的药物，如有解药毒特效的陈家白药和甘家白药，同时最早记录能解岭南百药毒的玳瑁、鸡侯菜、独脚蜂、无风独摇草等许多产自岭南地区的药物。唐末五代李珣著的《海药本草》中亦有不少壮族地区药物的记载，收录有荔枝、钗子股、人肝藤、冲洞根等产自壮族地区的药物。唐代刘恂所著的《岭表录异》也收载了不少壮药和用药经验。

宋代官修方书《太平圣惠方》收入了壮族先民"解俚人药毒诸方"。宋代著名的方剂学、本草学著作，如《本草图经》《经史证类备急本草》及有关壮乡风土人情的《桂海虞衡志》《岭外代答》等，均记载了大量的壮族医药经验，反映了这一时期壮族医药的发展水平。释继洪所辑的《岭南卫生方》主要辑录宋元时期医学著作中有关岭南地区多发病——瘴疟等证治的资料，不但搜罗其中的有效方剂，还记述了蛊毒、药毒和杨梅疮等病的治疗方法。前两卷收载了张致远《瘴疟论》、李璆《瘴疟论》、释继洪《卫生补遗回头瘴说》、王棐《指迷方瘴疟论》等多位医家的医论和方药，提出了瘴疟与伤寒不尽相同的观点，在治疗上主张因人因地制宜。书中所载方剂，部分来自《岭南方》。

明代李时珍编撰的《本草纲目》是一部内容丰富、收载广泛的医药学巨著。书中收载了众多壮族地区特产及多产药物，并详细介绍了药物加工及应用经验，如无名异、蛇、桃花石、甘草等，充分反映了当时壮族先民用当地药物治疗疾患的丰富经验，其中最为突出的是对田七的发现和应用。田

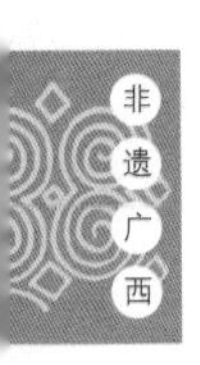

七本名三七，主产于广西的德保、靖西、田阳、田东、那坡一带。当时的三七交易多集中于田州一带，故又名田七。《本草纲目》记载田七生长在广西南丹诸州番峒深山中，南方军中将它作为治疗刀剑创伤的重要药材，并记载妇女产后服用效果良好，认为其能治一切出血、瘀血性疾病。这些记载说明壮族最早发现和应用田七治疗内外损伤、瘀血停留等病证。

清道光年间，在莫土司衙门西侧曾建“大夫第”，莫氏土司的十九代孙莫述经是“大夫第”的专职医师，专用中药及当地产的民族医药防病治病，说明民族医药在土司制度下是有一定社会地位的。

民国时期，国民党政府对传统医学极尽摧残，企图废除中医药，中医药得不到保护和扶持，少数民族医药更是难以发展。

中华人民共和国成立后，特别是改革开放以来，党和国家对中医药和民族医药的发展给予了大力扶持，壮医药事业取得了较大的发展。壮医著作不断问世，如壮医药手抄本

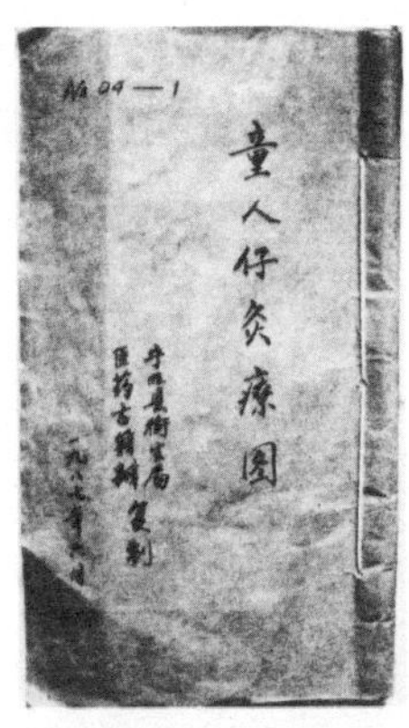

壮医药手抄本《童人仔灸疗图》封面

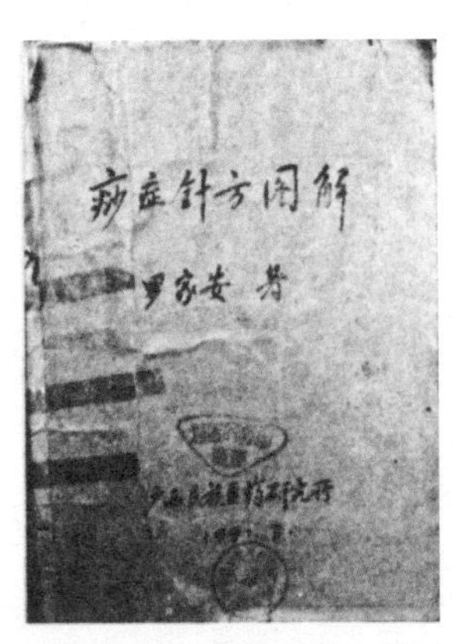

壮医药手抄本《痧症针方图解》

《童人仔灸疗图》《痧症针方图解》。壮医研究机构相继成立，1985年广西民族医药研究所成立，1993年设立中国中医研究院广西民族医药研究所。2002年2月2日，由广西民族医药研究所主持完成的“壮医理论的发掘整理与临床实验研究”项目的科研成果在南宁通过专家鉴定，壮医从此可称为壮医学。《壮族医学史》《中国壮医学》《中国壮药学》《中国壮医内科学》《中国壮医病证诊疗规范》等众多壮医药专著相继出版，标志着壮医理论体系的完善，壮医药的发展得到了巨大的飞跃。

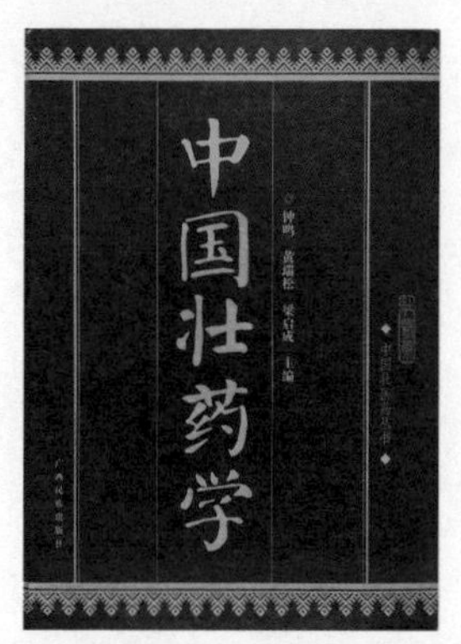

《中国壮药学》

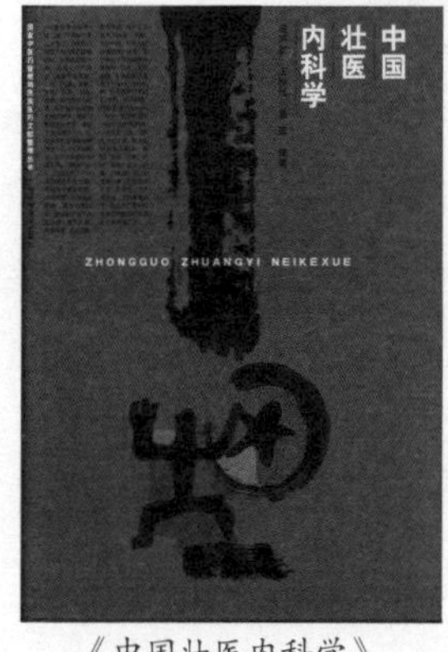

《中国壮医内科学》

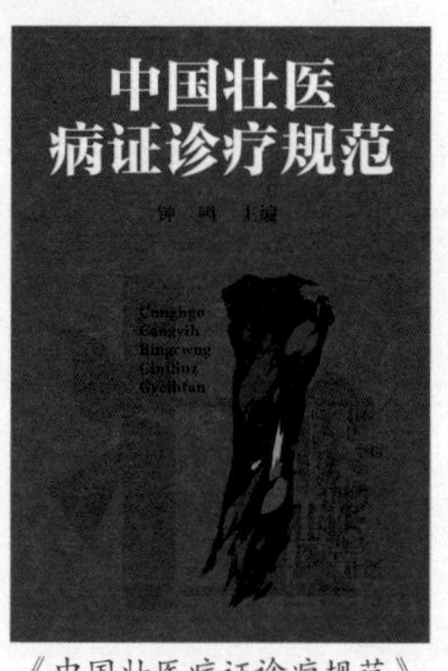

《中国壮医病证诊疗规范》

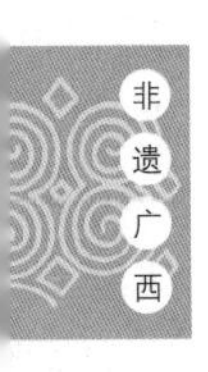

生产生活发展了外治疗法

原始社会时期，壮族地区人兽杂居，碰撞搏斗在所难免，部落之间的械斗也时常发生，再加上生产工具粗糙笨拙，劳动中意外伤害多，所以外伤对壮族先民来说非常多见，同时也是当时主要的致死因素之一。通过对一些交通极度闭塞、经济文化原始的地区进行考证得知，人们往往运用泥土、野草、野树叶子等外敷伤处，久而久之，逐渐发现了一些适宜外用治疗疾病的药物和方法，这便是外治疗法的起源。壮族先民在生产劳动中，身体某些部位有时被树枝、尖利石块等刮伤，或者被火焰或高温物质烫灼，发现能缓解某些痛痒的症状。经过长期反复实践，逐渐产生了砭石针法、药锤疗法、刺法、灸法、刮法等外治疗法。

火的使用为壮医灸法的产生奠定了基础，促进了壮医灸法的萌芽。人们在烤火取暖时，有时会发现某些疾病症状减轻甚至消失，经过无数次的经验积累，壮族先民逐渐认识到火灸的治疗作用。因此，伴随着壮族先民对火的使用，壮医灸法逐渐产生和发展起来。

创用针刺治疗

壮医药线点灸疗法的产生和发展离不开针法与灸法的发展。《黄帝内经·素问》曰："南方者，天地所长养，阳之所盛处也，其地下，水土弱，雾露之所聚也，其民嗜酸而食胕。故其民皆致理而赤色，其病挛痹，其治宜微针。故九针者，亦从南方来。"诚然，该书中的"南方"不一定特指壮族地区，但包括壮族地区在内则是毫无疑义的，说明地处南方的壮族地区是我国针刺疗法的发源地之一。

在壮族民间的实际调查中发现，至今壮族民间仍有人用动物骨刺、植物尖刺作为工具，进行放血、排脓、消肿等治疗，可以说，这是针刺工具和针刺疗法的原型。

在石器时代，人们除使用动植物刺外，还懂得制造和使用砭石。随着历史的发展，人类社会进入铜器时代乃至铁器时代，人们始知可以金属为针。在石器时代和铜器时代之间，曾有一段灿烂的陶器文化，陶针应是陶器时代的产物，至今壮族民间仍有人使用。由此可知，在中医九针形制齐备之前，

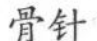
骨针

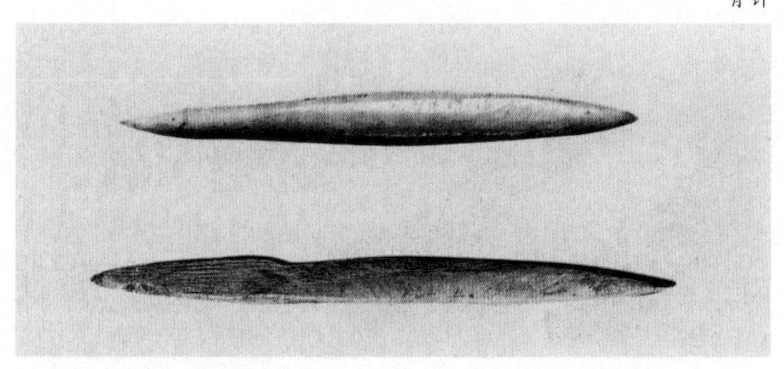

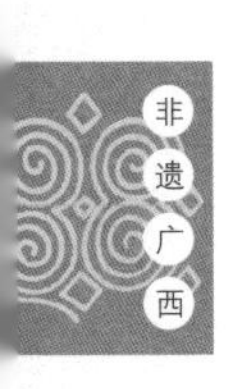

壮族先民在砭石的基础上敲击陶片，制作陶针，使之比砭石更锋利，从而有目的地进行针刺治疗。有学者考证，陶针在壮族地区的使用至少在战国之前就已相当盛行。因其对多种疾病确有疗效，且简便易行，加之南方使用铁器较迟，汉初南越王赵佗犹责汉王朝断绝其铁器供应，造成陶针在壮族民间流传不息并成为一种壮医常用治疗器具。从这里也可以窥见，针刺疗法在壮族地区的历史源远流长。

1985 年 10 月，考古人员在壮族聚居的广西武鸣县马头乡（今南宁市武鸣区马头镇）的西周至春秋时期的古墓中，发掘出 2 枚青铜针（其中一枚出土时已残断），呈扁长方形，针锋锐利。经考古学家考证，认为这两枚青铜针是浅刺用的医疗用针。与这两枚青铜针相比，1976 年秋在广西贵县（今广西贵港市）罗泊湾一号汉墓中出土的 3 枚针柄呈绞索状的银针对其具有一定的继承性，3 枚银针的针体造型比武鸣出土的青铜针有了明显的改进。贵县罗泊湾一号汉墓出土的银针，经考证亦为壮族先民的针刺工具。这两处考古发现与《黄帝内经·素问》提出的微针出自南方的论断相互印证。

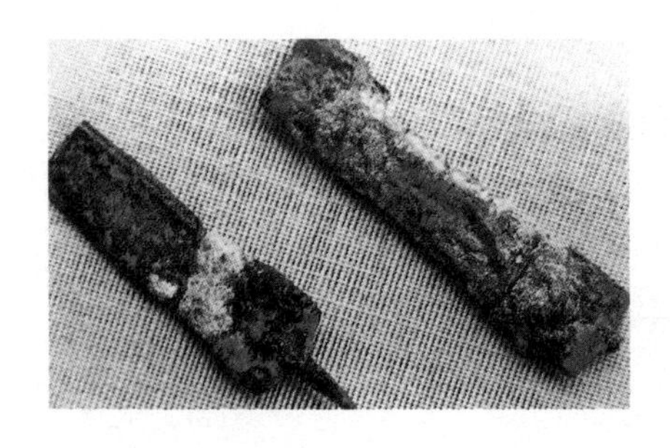
青铜针

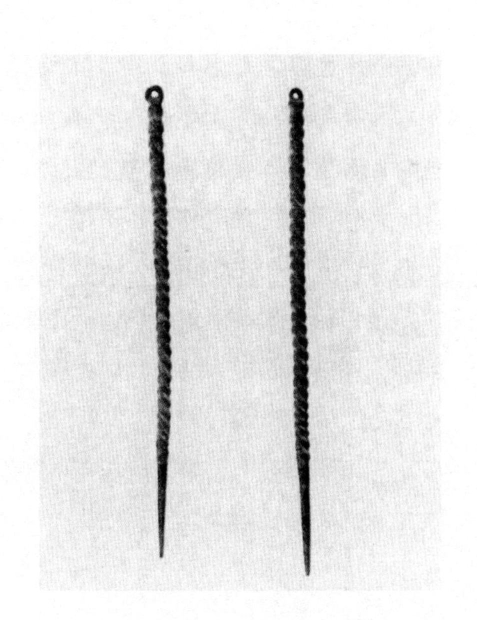

针柄呈绞索状的银针

据古籍记载，壮族先民使用微针浅刺治病的实践经验是很丰富的。晋代葛洪的《肘后备急方·治卒中沙虱毒方》载岭南人用微针挑取虫子。沙虱虫形体细小，针挑不但需要高超熟练的技术，而且需要十分精细的针具。考古出土的武鸣青铜针和罗泊湾银针，与文献记载互相印证，表明壮族先民在晋代以前就已掌握了比较熟练的精细针具制作技艺和针挑治疗技术。在而后的发展中，这种技术发展成了更为丰富多样的治疗手段。文物、文献和实地调查资料都表明，壮族先民是针刺疗法的创用者，壮族地区是针刺疗法的发源地之一。

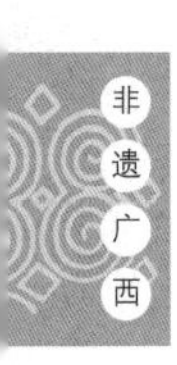

善用壮医灸法

壮族民间，笃信阴阳，远古时期医巫同源，壮族先民擅长舞蹈和气功，以健身防病。随着社会发展和医药经验不断积累，壮族先民在应用针法治疗疾病的过程中与用火逐渐结合起来，于是灸法便逐渐产生和发展起来。

最初壮族先民用于治病的灸法为火烤，随着灸治的不断发展，逐渐出现了直接灸，即将植物的干枝条点着，在体表直接灸以治疗疾病。

在长期的生产、生活实践中，壮族先民认识到许多藤本类植物的枝条易燃，能较好地用于灸治，如灯心草的茎、羊角拗的枝条等都是壮族先民用于直接灸的医用工具。

在针法和灸法不断发展的基础上，药线点灸逐渐萌芽。药线点灸介于针法与灸法之间，它既有针法的刺激作用，又有灸法的温热作用，同时将浸泡过壮药液的药线拿来使用，又综合发挥了壮药的作用。以上一系列外治疗法的形成和发展，为后来壮医药线点灸疗法乃至壮医药的形成发展奠定了基础。

羊角拗干枝

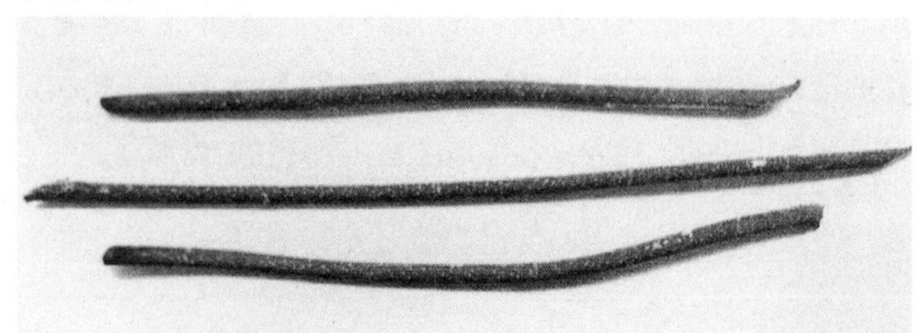

药线点灸的民俗土壤

壮医药的产生和发展历经数千年的历史，形成了独特的理论体系和临床实践经验，是壮族优秀的文化遗产之一，为壮族乃至全国各族人民的发展做出了巨大的贡献。壮医药理论来源于壮族传统文化，并深受壮族民俗文化的影响。语言文化、花山岩画文化、山歌文化、青铜文化、壮锦文化等都蕴含了大量关于壮医药理论、壮医药养生、壮医药治疗的信息。

语言文化对壮医药的影响

骆越地区虽经历了几千年的锤蚀，但仍然保留着它的基源，在今天的壮医术语中可见。如上部“天”，壮语称为“巧”，“巧”与“召”“朝”“巢”等与古骆越语谐音，即“王”“头领”的意思；中部“人”，壮语称为“廊”，“廊”与“将”“干”“相”谐音，为“将帅”“骨干”的意思；下部“地”，壮语称为“胴”，与“雄”“拥”谐音，为“侯”的意思。天、地、人三气同步，王侯将相一统指挥，维持人体健康的常度。这种古骆越语言与今壮语体系间的承续关系，对壮医药理论的形成和发展起到了很大的作用。

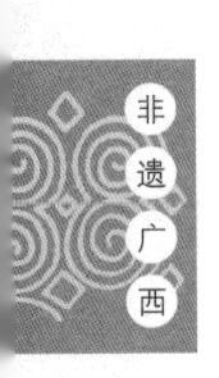

花山岩画文化对壮医药养生的影响

左江发源于越南北部，流经广西西部。赭红色的花山岩画沿着左江及其支流两岸时断时续分布，绵延 200 多千米，为世界原始岩画所罕见。据考古学家论证，这些岩画的绘制年代或在战国至东汉时期，已有 1800 ～ 2500 年的历史。

医药专家从民族医药史的角度，对花山岩画进行了实地考察，发现正身人物图像多举双手，肘部与膝部弯曲，呈半蹲状，角度为 90° ～ 110° ；侧身人物图像则成行排列，两腿后弯，两手向上伸张。医药专家认为，这些人像的动作是典型的舞蹈、武功或气功动作。

壮医专家覃保霖从气功的角度考察了花山岩画，认为其中的正身人物站桩图像，双膝微弯的形态呈现的是平马步，双肘微曲上举的形态呈现的是莲花掌，并认为这样的功式能使人体重心自然凝聚于脐下的气海丹田，是人体站得最稳的功式。壮族民间练气功、扛石、举重等均用这一功式。左江流域在一个回归年中，由芒种经夏至回到小暑前后，都有特定时刻即太阳正临当地子午线天顶，壮医特将其定为气功日。壮医认为，此时天、地、人同在一条宏观线上，因此天、地、人三气同步，是练气功的最佳时段。覃保霖认为，天、地、人三气同步运行，符合天体力学的宏观理论。人体受天体宏观引力作用，调动体内微观生理机能，使肢体脏腑气血同步运行，健运不息，起到养身健身、祛病康复之效。

壮族地区出土文物，如贵港市罗泊湾和百色市西林县出土的西汉时期的铜鼓饰纹上，就有许多类似于舞蹈的形象，这些形象有的重心偏后，上身微微仰起；有的双臂前后屈伸，并上下摆动，似乎在模仿鸟儿展翅飞翔时的矫健姿态。至今，一些民间壮医在治疗疾病时，还应用类似花山岩画及铜鼓纹饰中的人像动作。

花山岩画图像

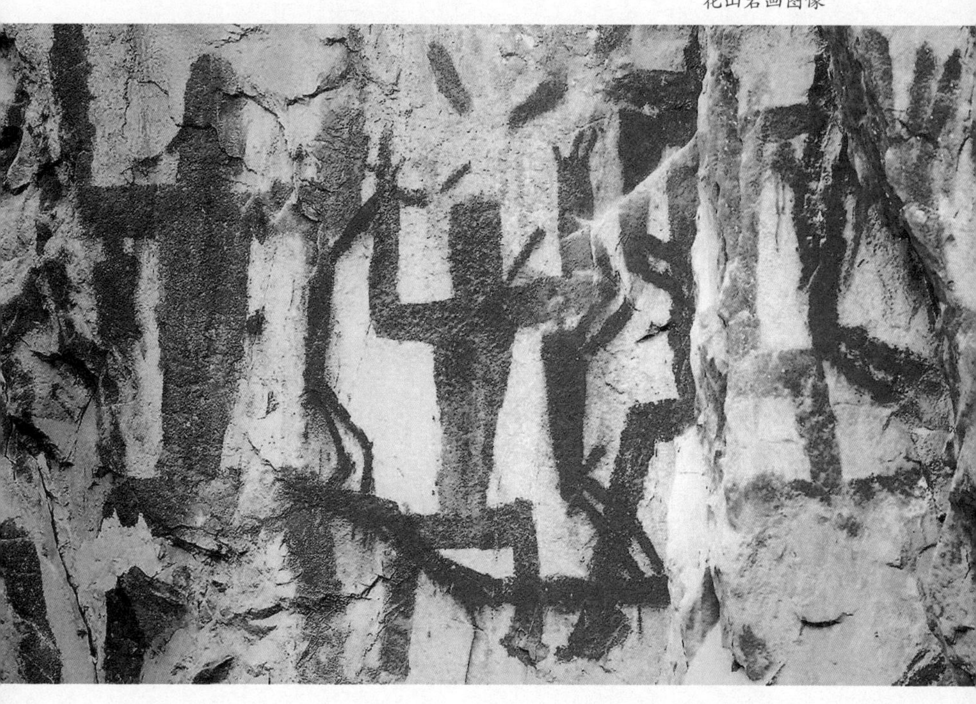

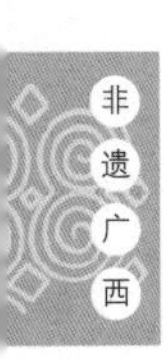

山歌文化对人体生理功能的调节作用

在古骆越国旧地，至今仍保留许多歌圩活动，如廖江歌圩、那坝歌圩、坛别坡歌圩、雷王歌圩等，以及每年的“三月三”歌节。南朝宋时期沈怀远所撰的《南越志》、明代邝露所编的《赤雅》及民国时期民族史著作《岭表纪蛮》，都有歌圩的记载。如今流行于广西田东的壮族嘹歌、田阳的壮族排歌欢岸、龙州的壮族唱天和马山的三（多）声部民歌等，都是几千年骆越古国山歌文化的积淀和传承。骆越人唱歌，不受时空的约束和地域的限制，喜庆时唱，悲哀时唱；劳作时唱，农闲时唱；田野里唱，山冈上唱；狩猎时唱，捕鱼时唱……想唱就唱，随口而来。唱歌用脑、用心、用情、用气，能够起到很好的生理调节作用，对修身养性、陶冶性情大有裨益。

青铜文化成就了壮医针灸的应用和普及

骆越人的青铜制造技艺高超，以灵山型铜鼓、冷水冲型铜鼓、北流型铜鼓为代表的骆越铜鼓是铜鼓鼎盛时期的产物，是八大铜鼓类型中的顶级产品。这三种类型的铜鼓高大厚重，设计奇巧，工艺精湛，花纹繁缛，代表了铜鼓技艺的最高水平。而骆越地区出土的青铜剑、青铜刀、青铜矛、青铜斧、青铜钺、青铜匕首、青铜镞、青铜盘、牛首提梁卣、青铜针等，所体现的制造工艺也十分精湛。骆越作为南方地区的古老民族，其所处的地理位置和特殊的气候条件，使该地区成为中华民族最早的针灸发源地之一，而发达的青铜铸造业，则将这门民族技术更好地推广开来。

壮锦文化对壮医药线制作的影响

山歌悠悠，壮锦绵长。壮锦是壮族人民独创的纺织品，又是极其精美的工艺品。壮锦历史悠久，早在2000多年前的汉代就有记载。壮锦可分为织锦和绣锦两类。织锦以细纱为经，丝线作纬，经线一般为原色，纬线按织锦人的构思配以不同的色彩，以织出丰富的图案。壮医药线点灸疗法所使用的线用苎麻搓制而成，应是受到了壮锦所使用的编织线工艺的影响。可见壮医药线的形成和发展与壮锦的先进工艺有着密不可分的关系。

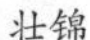

壮锦

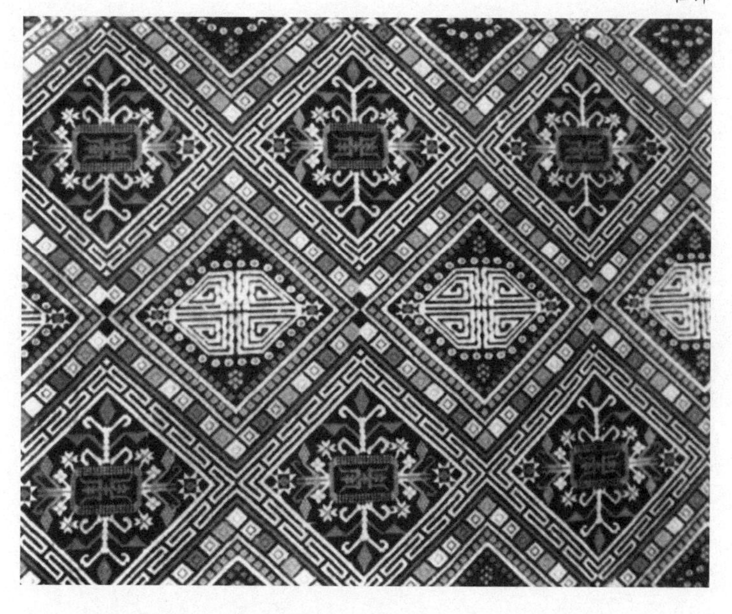

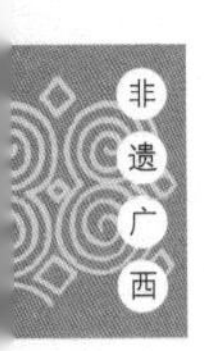

文化是印在人们心灵上的符号，是延续民族血脉的基因。骆越文化是中华民族的文化遗产，是壮学文化的瑰宝，是壮族人民共同的精神财富。壮医药文化是骆越文化的重要组成部分，壮医药文化的发展离不开壮学文化，离不开根。广西民族医药研究所（现广西民族医药研究院）首任所长、广西中医药大学教授黄汉儒曾风趣地说："壮医药文化有没有背景？有，那就是骆越文化。壮医药文化有没有靠山？有，一座是大明山，一座是花山，还有一座是敢壮山。"壮医药文化源远流长，博大精深。这朵奇葩绽放在祖国的医药园里，屹立在世界民族医药之林中。

药线点灸的传承与发展

壮医药线点灸疗法由广西壮族自治区柳州市柳江区龙氏家族创立，是龙氏家族祖传的治病技法，当时主要在我国南方壮族地区流传，以柳江一带为轴心，辐射周边的壮族聚居地区。由于没有确切的文字记载，壮医药线点灸疗法始于哪个年代已无从考证。据传20世纪30年代，龙氏家族已经用药线点灸疗法为当地乡亲治病。在20世纪30年代至70年代中后期，该疗法仅在龙氏家族内部口耳相传，药线的制作及操作技术等均不对外公开。

壮医药线点灸疗法在龙氏家族中首先由龙玉乾的曾祖父传给儿媳妇龙覃氏。龙覃氏用壮医药线点灸疗法为当地的乡亲们治病，救人无数，深得民众信赖，柳江流域方圆数百里无人不晓。后来龙覃氏把这门龙家祖传的独门医术单传给她的儿子龙见滖，龙见滖又把这一疗法传承给儿子龙玉乾。

龙玉乾幼年时，父亲在向他传授医术时，向他强调祖母的家传遗训："不求金玉重重富，但愿儿孙个个贤。"这是龙氏家族的祖训，也是龙氏家族的治家格言，更是龙氏家族的行医之道。龙玉乾自幼受到祖辈应用壮医药线点灸为百姓治病的家风熏陶，从小跟随祖母行医，积累了丰富的临床经验，

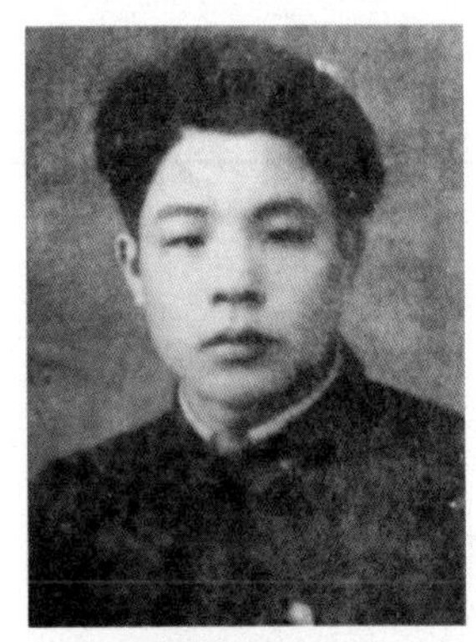
青年时期的龙玉乾

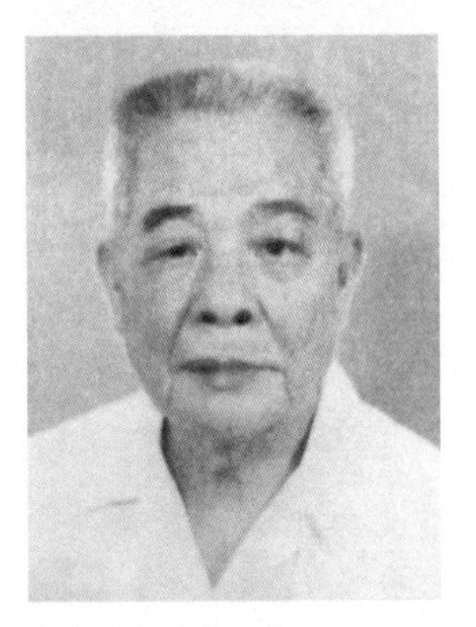
老年时期的龙玉乾

继承了良好的医德医风。每每见到用壮医药线点灸疗法治好的患者，龙玉乾心里都感到无比自豪。

1951年参加工作后，龙玉乾先后在广西中医学院、广西壮族自治区柳州地区民族医药研究所等单位工作，不论身在何方，他一直坚持用壮医药线点灸为广大人民群众治病。

1976年，黄瑾明见证了龙玉乾运用壮医药线点灸疗法为老百姓治病的神奇疗效。当时黄瑾明在下乡短短一个月时间，就见证了龙玉乾免费治好了很多患者，并和老百姓培养出了深厚的感情。当龙玉乾要离开当地时，村民们围在龙玉乾住的地方不让他走，看到大伙渴求的眼神，龙玉乾心里也不好受，哪一个医生不希望自己能够为患者祛除病痛。

在实际调研中，当地有一位患多发性脂肪瘤的患者，其两年前全身长满了脂肪瘤，但不愿意到医院做手术治疗。龙玉乾便每天为他进行一次药线点灸治疗，连续点灸了20多天后，脂肪瘤竟完全消失了。而另一位患者月经已经持续了好几个月，经龙玉乾的壮医药线点灸疗法治疗后，月经很快就恢复正常了。还有很多病例都证明了龙玉乾的壮医药线点灸疗法的神奇治疗效果。经过深入的调查研究发现，该疗法能治疗包括内科、外科、妇科、儿科等在内的100多种疾病。龙家有一个祖传的口诀——“灸治铭言七大纲，寒热肿痿痛麻痒，一字一畴须当记，驱邪扶正得安康”，说明凡是属于畏寒、发热、肿块、疼痛、痿痹、麻木不仁、瘙痒等7个范畴的疾病，均可单独使用或配合药线点灸治疗。龙玉乾最擅长治疗的是儿科病，凡是小儿尿床、小儿不肯吃饭、小儿肚子痛等问题，一经龙玉乾的壮医药线点灸治疗就好了，可谓疗效显著。数十年来，龙玉乾治疗的患者达数十万人次，治愈了许多疑难杂症，解除了许多患者的痛苦，深得广大群众的信赖和赞扬。

1977年上半年，龙玉乾调到了广西中医学院第一附属医院工作。他白天在门诊用壮医药线点灸为患者治病，晚上和节假日的休息时间则开展壮医药线点灸教学。在日常工作中，龙玉乾与黄瑾明、黄汉儒两位壮医专家的交往逐渐深入，他不仅将祖传技法和数十年所积累的实践经验及诊治体会传授给黄瑾明、黄汉儒及其他一大批医护工作者，而且将壮医药线点灸疗法进行了具体系统的整理，写成了学习壮医药线点灸疗法的讲稿一至五讲，共10万多字。

20世纪80年代末，龙玉乾回到家乡柳州。其间，他不仅继续出诊治病，而且继续带徒办班，传承薪火。他常常在工作之余，刻苦钻研民族医药，勤于笔耕，结合丰富的临床实践经验著书立说，不仅编写教材，而且将自己的治疗心得撰

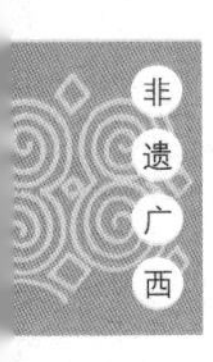

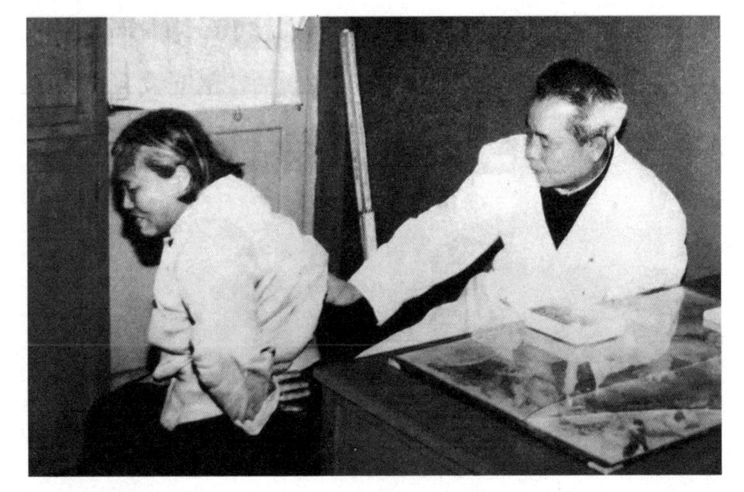

龙玉乾在门诊用壮医药线点灸为患者治病

写成多篇论文在民族医药大会上进行交流。

之后，龙玉乾与黄瑾明、黄汉儒、黄鼎坚等三位壮医药专家共同努力整理出版了《壮医药线点灸疗法》一书，为后世学者学习与传承发展壮医药线点灸疗法做出了卓越的贡献。

龙玉乾运用壮医药线点灸疗法在当地治病救人的事迹广 为流传，并产生了较大影响，其中有一件堪称神奇，值得一提。

1970 年春，柳江县某乡暴发流行性感冒，患病者多达数百人，虽范围不大，但不停传播。时值春耕繁忙时期，气候潮湿，龙玉乾心想必须想办法及时治疗流行性感冒患者，阻止疾病的传播，保护大家的身体健康，避免影响人们的生产生活。时任乡党委书记的龙玉乾，当机立断，为了治病救人，决定将龙家祖传绝学壮医药线点灸疗法公之于世，开办壮医药线点灸疗法学习班，并选择了当地6名有志青年进行培养。龙玉乾手把手教学，精心讲授壮医药线点灸治疗的方法和要点，教会他们药线点灸治疗的取穴方法，把他们培养成壮医药线点灸的操作能手。龙玉乾带领6名青年骨干，经过不懈努力，在一周内迅速阻断了流行性感冒的传播，同时全部治愈患者，避免了春耕时节疾病大流行，为人民群众的健康和生产生活的顺利进行做出了贡献。

中华人民共和国成立以后，龙玉乾担任过卫生行政部门的基层领导职务，受党培育多年。他深明大义，有感于党为人民服务的崇高信念和高瞻远瞩，为了让更多的老百姓治得起病，让更多人受益，他打破家规，将这素来秘而不宣的家传绝技公之于众。这就意味着，壮医药线点灸传到龙玉乾这

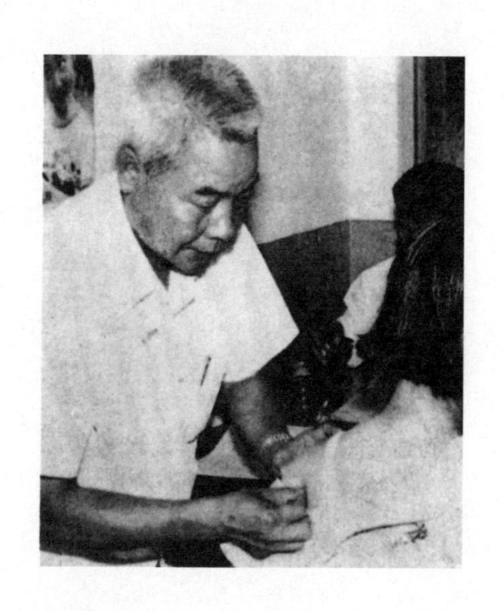

龙玉乾用壮医药线点灸为患者治病

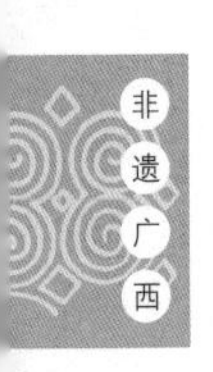

一代，其传承方式发生了根本性改变，不再局限于龙氏家族内部的口耳相传了。龙玉乾此举，也为《壮医药线点灸疗法》一书的撰写和出版提供了丰富的素材和宝贵资料，让更多的学子获得了学习壮医药线点灸疗法的机会。

后来，广西中医学院开展了壮医专业教育，培养了一大批壮医人才，为更多老百姓提供壮医药线点灸治疗，不光为广西壮族地区的老百姓服务，也为全国甚至世界广大人民服务。

壮医药线点灸疗法不仅可以治疗常见病，而且对疑难杂症有较好的疗效。在数十年临床工作中，龙玉乾充分发挥自己的医术专长，治疗患者逾数十万人次，治疗效果明显。从下面几个精选的典型病案便可领略广西知名老壮医龙玉乾的高超医术。

案例一：

杨某，男，45岁，某厂干部，1987年间自觉肛门坠胀，不能久坐，排便时出血，即到某大医院检查，诊为内痔，经用药后好转。半年后病情复发，改用枯痔疗法治疗，临床治愈后出院。一年后再度复发，在某医院行手术治疗一年后再度复发，症状加重。遂于1991年4月10日来找龙玉乾就诊。龙玉乾诊断后，用壮医药线点灸进行治疗。点灸1次后，次日出血明显减少；第3天复诊时，症状明显减轻，痔疮已经不再出血；点灸7次后，症状完全消失，痔疮痊愈。随访一年，未见复发。

案例二：

甘某，女，38 岁，1985 年 9 月前来就诊。大便秘结反复发作，已有 10 年之久。从 1975 年开始出现大便秘结，少则 3 ～ 5 天、多则 7 ～ 8 天排便 1 次。有时虽有便意，但排解困难，导致腹痛腰胀、头晕、睡眠不安。常服用大黄苏打片、清热润肠中药，也用甘油栓、灌肠等方法治疗，一时便通，继又复发。龙玉乾嘱其停服一切药物，单纯采用壮医药线点灸治疗。取神门、水分、气海、足三里、里内庭等穴（均为患侧），每天施灸 1 次。治疗 13 天后，大便通畅，每天排 1 次，腹胀、腰痛、头晕等症状消失，睡眠安宁。

案例三：

陈某，男，32 岁，患右侧坐骨神经痛，卧床不能行走。于柳州市某医院治疗 8 天，无效，要求出院后来诊。取环跳、足三里、风市、申脉等穴（均为患侧），每天施灸 1 次。治疗 3 天后，疼痛减轻，能扶墙行走；治疗 7 天后，疼痛消失，行走正常。

案例四：

田某，男，40 岁，患帕金森病多年。1979 年以来一直卧床不起，饮食、排便完全不能自理。经过 1 个多月的壮医药线点灸治疗，不仅能在室内走动，还能用勺子扒饭吃，不用拐杖可独自外出散步 100 多米。

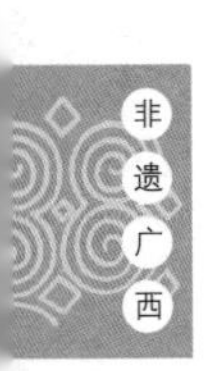

案例五：

吴某，女，38岁，1983年经医院检查，发现患子宫肌瘤如鸭蛋大。在下腹部子宫肿大处取梅花形穴和取下关元、曲骨、归来等穴，用壮医药线点灸治疗。点灸1次后，把点灸及取穴方法教给其爱人，由其爱人帮助灸治，每天点灸1次，连灸1个月后复查，肿块完全消失。

案例六：

莫某，女，52岁，1976年就诊。口渴引饮，每天需大量饮水，如不饮水则头晕，小便不多，身体消瘦。取膻中、劳宫、鱼腰、足三里、肾俞、神门等穴，每天点灸1次。点灸7天后，每天饮水量减半；点灸15天后，每天饮水量减为原来的三分之一；点灸23天后，恢复正常。

案例七：

刘某，男，58岁，1988年6月25日就诊。左胸背部疱疹6天，疼痛难忍，夜不能寐。在某医院用维生素B_1、维生素B_{12}、聚肌胞、去痛片等治疗，皮疹继续发展。刻诊：体温37.9℃，舌红、苔黄腻，脉弦数。左胸第3至第4肋间及腋下、背部可见呈带状排列的约黄豆大小的集簇性水疱、脓疱，局部红肿，腋下淋巴结肿大。龙玉乾诊断为带状疱疹，用壮医药线点灸疗法治疗。点灸合谷、曲池、三阴交、足三里等穴，每穴点灸2壮，疱疹局部及周边红肿处采用局部梅花穴点灸，每天1次。首次治疗，灼痛大减，当晚可安睡；第2次治疗，疱疹停止发展，干燥结痂，红肿渐消，体温正常；第3次治疗，疼痛基本缓解，淋巴结消肿。经过7次壮医药线点灸治疗而告痊愈。

案例八：

韦某，18岁，学生，1988年5月6日就诊。自诉月经来潮已3年，月经期前几天均觉少腹疼痛难忍，腰胀痛，痛甚时四肢厥冷出汗，月经来潮后疼痛稍减轻，常因痛甚而不能坚持上学。查见面色苍白，强迫体位，少腹拒按，舌黯红、苔薄白，脉弦略数。取穴后运用重手法点灸第1次，间隔10分钟继续运用重手法点灸第2次，疼痛立即停止。嘱患者在下次月经期前7～10天来灸，一连点灸治疗3个月，随访1年未见复发。

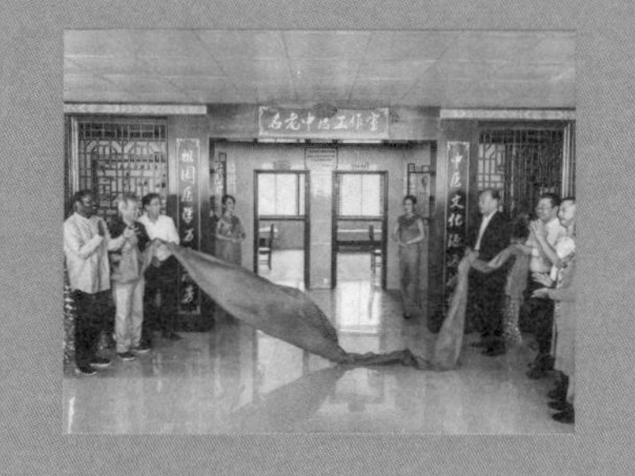

药线点灸走出大山

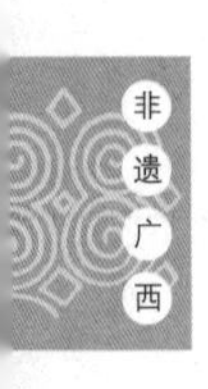

民族医药事业欣欣向荣

民族医药是指我国少数民族的传统医药，在漫长的历史岁月中，对少数民族乃至整个中华民族的繁衍和发展做出了巨大贡献。中华人民共和国成立以来，党和政府高度重视民族医药的发展，尤其是20世纪80年代以来，在党和国家有关部门的关心和支持下，民族医药的继承和发展工作全面展开，专业科研队伍逐步壮大，文献整理、临床研究和药物研究等方面均取得了较大进展。

在我国发展的历史长河中，藏族、蒙古族、维吾尔族、傣族等民族的医药早已形成自己的理论体系和临床体系，但由于历史原因，壮医药长期未得到全面系统的发掘整理和研究，许多特色的诊疗技法和验方、秘方流散于民间，有的甚至濒临失传。广西位于华南地区，有壮族、汉族、瑶族、苗族、侗族、仫佬族、毛南族、回族、京族、水族、彝族、仡佬族等12个世居民族，丰富的民族文化，让广西拥有以壮瑶医药为代表的诸多独具特色的民族医药。

壮族是我国人口数量最多的少数民族，也是世界上人口超千万的60多个民族之一，有1900多万人口，有着悠久的历史和灿烂的文化。在长期的生产生活实践和与疾病做斗争的过程中，壮族先民创造了丰富多彩的民族医药——壮医药，有效地保障了本民族的健康繁衍。据考证，草药内服、外洗、熏蒸、敷贴、佩挂及药刮、角疗、灸法、挑针、针刺等多种壮医技法，于先秦时期草创萌芽，经汉魏六朝的发展，约于唐宋之际已基本齐备。由于历史的原因，壮族未形成本民族统一、规范、通行的民族文字，壮医药丰富的诊疗技法、方药主要以口耳相传的形式在民间流传，并散见于一些文物资料和文献资料中。直至20世纪80年代，壮医药总体仍然处于经验积累的阶段，尚未形成自己独特的理论体系，未进入国家医教研序列。

改革开放以来，随着党和国家对民族医药的扶持力度不断加大，在各级党委和人民政府的领导和支持下，流传千百年的壮医药逐渐焕发出勃勃生机，迎来了发展的春天。

自1984年第一次全国民族医药工作会议召开以来，广西壮族自治区党委、人民政府和国家有关部门把抢救、继承及发展壮医药等民族医药提到了重要的议事日程，先后成立了广西民族医药研究所、广西壮医医院、广西中医学院壮医药学院等自治区级壮医医教研机构，在广西开展了大规模的民族医药古籍普查整理工作。壮医理论研究成果于2002年通过了主管部门组织的权威专家鉴定。

2002年2月2日，“壮医理论的发掘整理与临床实验研究”科研成果在国家相关主管部门主持的鉴定会上，通过了由藏医药、蒙医药、傣医药及中西医药等著名专家组成的鉴定委

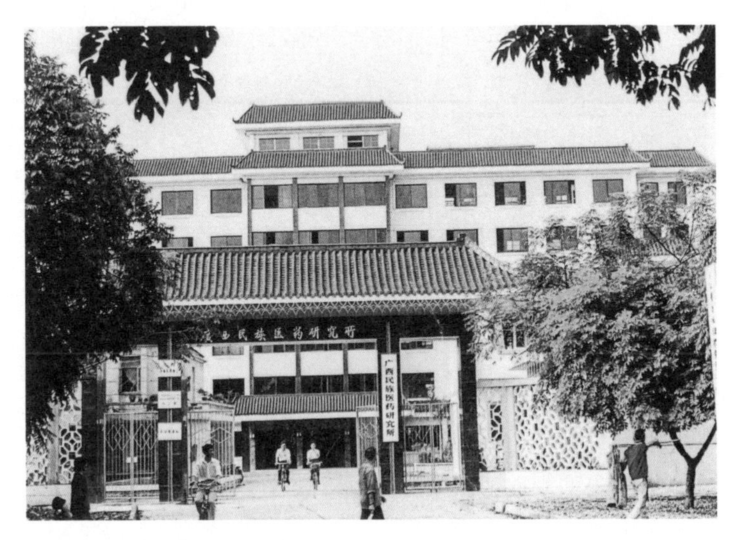

广西民族医药研究所

员会的鉴定。鉴定结论写道：“壮医在长期临床实践的基础上，借助于古老而通行的本民族语言以及新壮文，加上壮汉文化交流等因素，已具备了上升为理论的必要条件。”壮医的阴阳为本、三气同步、脏腑骨肉气血、三道两路、毒虚致病学说及调气、解毒、补虚治疗原则的确定，表明壮医的理论体系已基本形成。作为壮医理论主要载体的《壮族医学史》《中国壮医学》专著的出版，是壮医发展史上的里程碑，壮医从此可称为壮医学。壮医理论体系的发掘整理和基本形成，符合辩证唯物主义认识论的发展规律，为我国一些尚未进行发掘整理的少数民族医药做出了榜样。

历史上，因缺乏系统的文字记载，壮医药主要是靠口耳相传，经过有关部门和科技工作者 40 多年来的抢救性发掘整理，大量散落在民间的诊疗技法和验方、秘方被整理出来，出版了壮医药的历史源流、药物学、临床经验等方面的著作。至此，壮医药理论体系和医教研体系已经基本形成。

伴随壮医药理论体系的形成，党和国家出台了一系列政策和条例，对壮医药产业的发展起到了积极推进作用。

2008 年，经卫生部（现国家卫生健康委员会）医师资格考试委员会批准，壮医执业医师资格考试逐渐铺开。这意味着继蒙医药、维吾尔医药、藏医药、傣医药四大民族医药体系之后，历史悠久的壮医终于拥有了“合法身份”。

2008 年 12 月，广西壮族自治区颁布施行《广西壮族自治区壮药质量标准》。这是首部由地方政府主管部门制定和颁布的壮药标准，为壮医药的研发、生产、监管等环节提供了法定的质量技术依据。

2009 年 3 月，《广西壮族自治区发展中医药壮医药条例》开始施行。该条例规定：“将符合条件的中医、壮医医疗机构纳入城镇职工、居民基本医疗保险定点医疗机构。将中医药服务纳入新型农村合作医疗范围；有条件的，应当将壮医药服务纳入新型农村合作医疗范围。”这无疑是一大亮点，使壮医药获得了更大的发展空间。

2009 年底，《国务院关于进一步促进广西经济社会发展的若干意见》中明确提出“促进中医药和民族医药事业发展，实施壮瑶医药振兴计划”。

广西壮族自治区人民政府还先后出台《广西壮族自治区人民政府关于加快中医药民族医药发展的决定》《广西壮族自

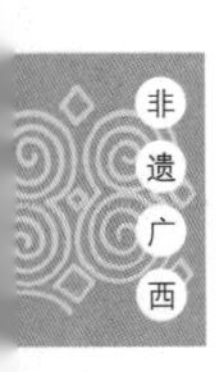

治区壮瑶医药振兴计划（2011—2020年）》《广西中医药壮瑶医药发展“十三五”规划》《关于促进中医药壮瑶医药传承创新发展的实施意见》等文件，并成立了25个部门共同参与的自治区中医药民族医药发展领导小组，形成上下联动、多部门协调的中医药壮瑶医药发展机制，助力民族医药发展。此外，广西也将中医药壮瑶医药事业发展纳入医疗改革工作，新增了66项民族医医疗收费项目。2021年5月，广西壮族自治区人大常委会审议通过《广西壮族自治区中医药条例》，该条例于2021年7月1日正式施行。广西壮族自治区人民政府明确将《广西中医药壮瑶医药发展“十四五”规划》作为政府审定印发实施的专项规划。2021年11月8日，广西召开2021年自治区中医药民族医药发展领导小组会议，明确加快编制《广西中医药壮瑶医药振兴发展三年攻坚行动实施方案（2021—2023年）》《支持广西中医药民族医药发展的若干政策措施》。2021年11月，广西壮族自治区第十二次党代会提出，大力发展中医药事业产业，推动中医药壮瑶医药传承和创新，加快建设中医药民族医药强区。

随着党和国家对中医药事业发展的重视、医改的推进，广西中医药民族医药发展面临前所未有的机遇，中医药民族医药产业的后发优势日益凸显。虽然壮医药的发掘整理起步较晚，但是国家有关部门及自治区人民政府的高度重视和实施的有效举措，必将有力促进壮医药事业的长远发展。

黄汉儒，给药线点灸插上翅膀

壮医药是壮族人民在长期与疾病做斗争的过程中总结的治病方法，虽然有着悠久的历史和确切的疗效，但是在过去，壮医药和壮医药线点灸却鲜为人知，这又是什么原因呢？虽然壮医药经历了长期的发展，拥有许多优秀的诊疗方法，但是由于壮族没有规范统一的文字，使得壮医治病方法和理论大多只能通过师徒授受、口耳相传的方式流传，且其作为一个民族的医学，中华人民共和国成立前从未进行系统整理过。从 20 世纪 80 年代开始，在以壮医理论鼻祖、中国民族医药学会原副会长、广西民族医药协会原会长、广西民族医药研究所首任所长、广西中医药大学教授黄汉儒为首的壮医药专业工作者的共同努力下，属于壮医的各种专著相继问世了。壮医理论体系的逐步形成，对指导壮医的临床实践、人才培养及促进壮医药的产业开发具有重要的价值和意义，对提高壮医药的学术地位、社会地位，加强壮医药的国内外学术交流，推进壮医药事业的发展产生了重大的影响。正是有了壮医理论体系，壮医药线点灸这朵壮医药的奇葩才能展开双翼，飞进世界民族医药之林。

黄汉儒，1943 年生于广西忻城县遂意乡堡流村的一个壮

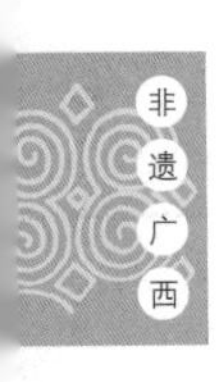

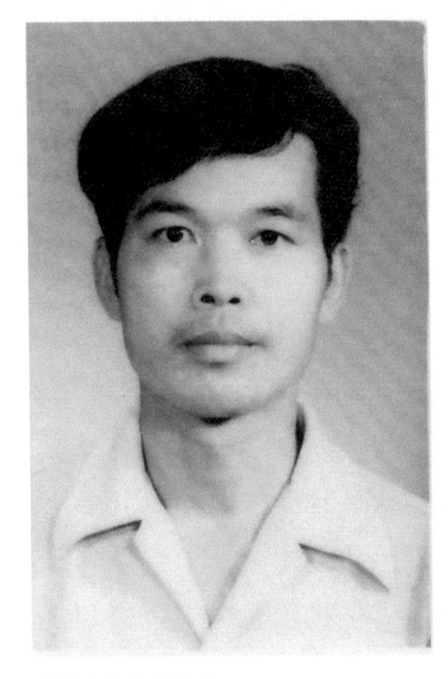

青年时期的黄汉儒

族农民家庭。幼年丧父和家庭巨变，使他饱尝人生艰辛，同时也激发了他的进取精神。1961年，他在忻城县古蓬中学高中毕业后，考取了位于南宁的广西中医学院（现广西中医药大学），从此踏上了从医之路。广西中医学院当时聚集了一批广西有名的中医教师和医师。在4年的大学时光里，黄汉儒如饥似渴地学习中西医知识，有幸聆听韦来庠、庞仲越、林沛湘、班秀文、秦家泰、梁锡恩、梁鹏万、徐守中等老一辈中西医专家的教导，打下了坚实的中西医理论基础。

毕业后，黄汉儒分配到了九万大山下仫佬族聚居的罗城仫佬族自治县人民医院中医科，在那里一干就是13年。经过长期的艰苦生活和工作考验，他有了更加明确的奋斗目标，对知识的追求和事业的期盼也更加强烈。1979年4月，黄汉儒报考了中国中医研究院医史文献专业硕士研究生并被正式录取，成为广西第一个中医硕士研究生，并有幸师从我国著名医史文献专家马继兴教授和余瀛鳌教授。从壮乡到北京，对黄汉儒来说，这条求学之路越走越宽广。

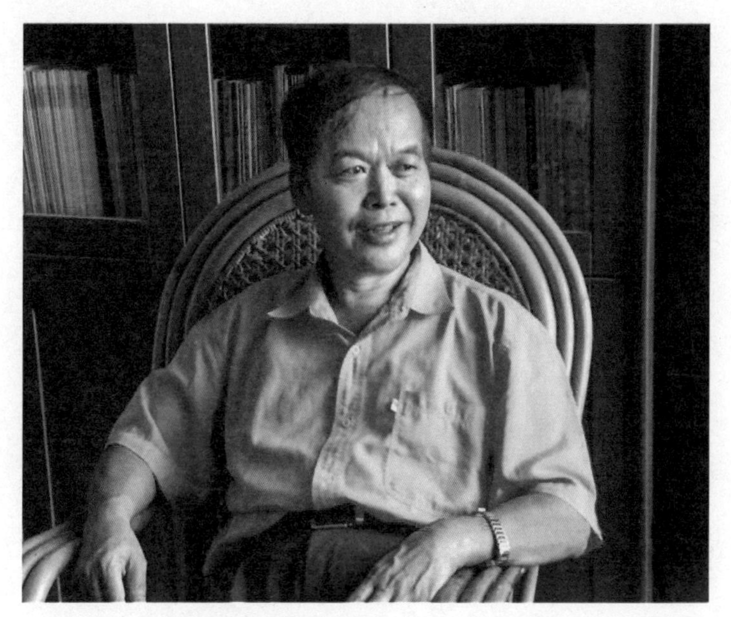

黄汉儒

作为医史文献大专家，马继兴、余瀛鳌两位导师知识渊博、学问精深、学风正派、德高望重，对学生的要求也十分严格。在这里，黄汉儒得到了比较全面系统的医史文献研究方面的科学训练。在倾听导师讲授民族医药发展史、感受民族医药这个伟大宝库的同时，黄汉儒心里有一种莫名的隐痛。在中国，只要提起藏医药、蒙医药、维吾尔医药、傣医药等，许多人都知道，但要提起壮医药，却鲜有人知。壮族是中国人口最多的少数民族，广西是壮族聚居的民族区域自治区，但壮医药的学术地位和社会地位与壮族的悠久历史、灿烂文化、众多人口和发展水平实在是很不相称，而造成这种状况的原因，就是壮医药从未得到系统的发掘整理，未能形成具有民族特色、地方特色和文化特色的理论体系。作为壮族的后代，作为广西第一个中医硕士研究生，一股强烈的责任感涌上了黄汉儒的心头。他暗下决心，研究生毕业后，一定要回广西开展壮医药的发掘整理和研究工作，使古老的壮医药尽快从经验上升到理论，使丰富多彩的壮医诊疗技术和方药，经过标准化、规范化而得到大范围的推广应用，从而造福人类。他立志要为民族争气、为祖国争光、为壮医药屹立于民族传统医药之林做出应有的贡献。

1982 年 10 月，黄汉儒在中国中医研究院研究生毕业并获得医学硕士学位。当时，该专业毕业的研究生全国只有 3 个，不仅导师和院领导希望他们留在北京，而且上海、广州一些院校和单位也向他们抛出橄榄枝。然而，所有这些可能有灿烂前景的条件，都改变不了黄汉儒想要回广西开展壮医药研

黄汉儒参加研究生毕业论文答辩会（注：图中“荅”现为“答”）

中医研究院中国医史文献研究所
一九七九级中医文献研究生
毕业论文荅辩会

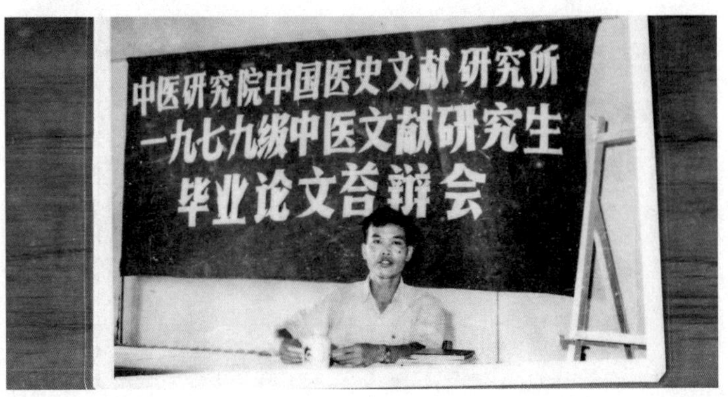

究的决心和选择。最终，黄汉儒婉言谢绝了中国中医研究院的挽留，回到了广西中医学院。

黄汉儒从中国中医研究院学成回广西工作后，在班秀文老师的大力支持与帮助下，他立即着手创建医史文献研究室和壮族医药研究室，并与昔日同窗黄瑾明共同组织研究人员收集、整理壮医的医史，师徒几人成了发掘壮医的先行者。

班秀文，全国老中医药专家学术经验继承工作指导老师，首届国医大师。在壮族地区行医期间，班秀文就对民间壮医药进行了广泛收集和整理，并用于临床实践，取得了良好的疗效。在医史文献研究室和壮族医药研究室成立后，他对壮医的发掘、收集、整理和推介做了大量的工作，有力地推动了壮医的发展。在班秀文老师的支持和指导下，1983—1984 年，黄汉儒带领课题组成员全力以赴投入文献收集整理和实地采访考察的研究工作当中，陆续发表了《关于壮族

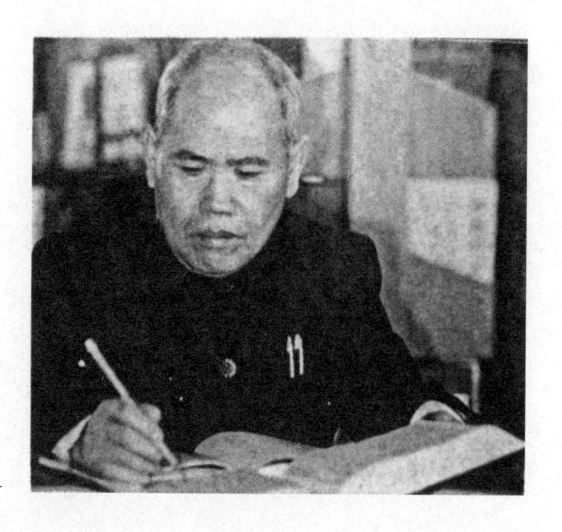

国医大师班秀文

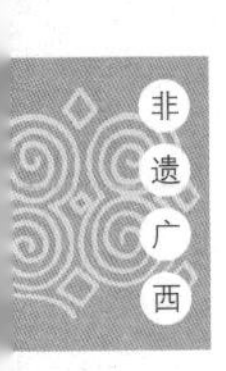

医学史的初步探讨》《岭南地理环境与壮医学》等多篇论文。这些研究成果引起了学界的高度关注，使人们逐渐认识到壮医药客观存在的事实。

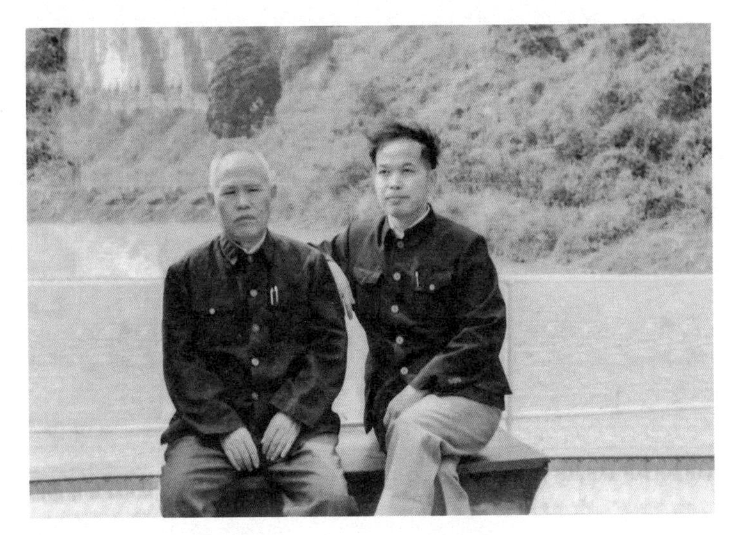

黄汉儒（右）与班秀文（左）

虽然壮族医药研究室走向正轨并取得一些研究成果，但是黄瑾明还是感到不够充分、不够扎实，似乎还缺少点什么："没有一个检验和实践科研成果的基地，都是从理论到理论，谁相信你的成果呢？"黄汉儒非常认同黄瑾明的观点，壮族医药研究室光搞文献研究不够，还必须要有临床实践基地，否则就如同人缺了条腿，走不快，跑不远。二人向班秀文老师表达了这个观点，师徒三人一拍即合，于是马不停蹄地行动起来，一人寻找资金，一人寻找基地……

很快，他们把门诊的地点定在了位于广西中医学院附近的一家米粉店。这家店租的是广西中医学院的房子，就在学院门口右侧，面积不大，只有两间砖瓦结构的平房，但靠近学院，是开办门诊部的理想地方。1985年，经广西壮族自治区卫生厅（现广西壮族自治区卫生健康委员会）批准，广西中医学院壮医门诊部成立了。这是班秀文师徒在全国首创的壮医医疗机构，结束了几千年来壮族没有本民族公立门诊的历史。班秀文老师亲自到壮医门诊部坐堂看诊，同时也聘请了有专长的壮医师前来坐诊。从此，壮医药线点灸这朵壮医药的奇葩，从理论到实践，通过壮医门诊部这个窗口，一步步地走进大众视野。

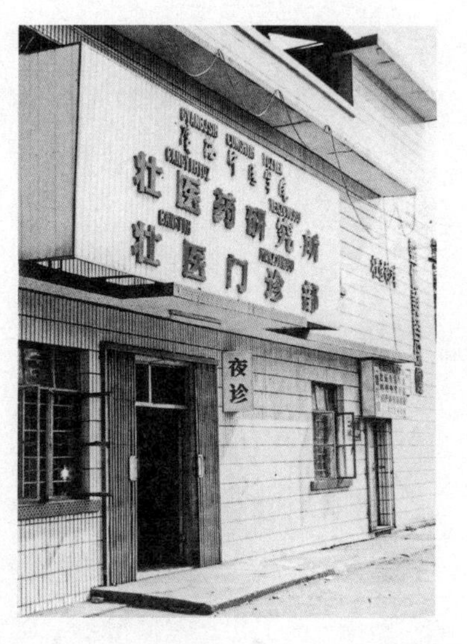

广西中医学院壮医门诊部

1984年9月，国家民族事务委员会召开民族医药工作会议，提出全面发掘整理民族医药。黄汉儒等广西参会代表看到藏医药、蒙医药已经起步并有所发展，而壮医还没有动静，他们受到了很大的触动，回到广西后立即表示要成立一个独立的研究所，主攻壮医药、瑶医药的发掘和整理工作。1985年5月31日，国家科学技术委员会正式批准建立广西民族医药研究所。经过3年多的建设，1988年12月，广西民族医药

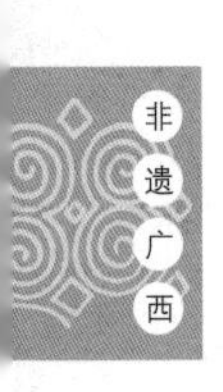

研究所基本建设完成，黄汉儒就任研究所首任所长，研究所的首要任务就是开展民族医药的发掘与整理工作。

黄汉儒从历代古籍及其他有关壮医药的记载着手研究壮医药的发展脉络。他认为，文献不应单纯理解为文字记载，壮医药民间的口耳相传亦应属文献范围，正是口耳代代相传，才使壮医药得以传播。就壮医药而言，精华和糟粕并存的现象比较明显，一些巫医的存在亦是壮医药的特别内容。壮医药除了散见于数以百计的地方志、博物志和中医药文献，更多的是以口耳相传、师徒授受的方式在民间流传。黄汉儒等一批壮医药专家，要到广袤的壮族民间去调查、收集材料，一点一滴地积累，然后分析、综合、研究，这个艰苦的过程，是局外人无法想象的。功夫不负有心人，经过黄汉儒等人坚持不懈的努力，民间流传下来的壮医药学理论获得了新生，最终形成了壮医药学理论体系。

与此同时，广西民族医药协会、民族医药报社、自治区卫生厅民族医药古籍整理办公室也相继成立。在自治区卫生厅民族医药古籍整理办公室的组织和指导下，1986—1992 年，广西开展了近 300 人参加的大规模的民族医药普查工作，基本摸清了广西民族医药的历史和现状、特色和优势，并从数以万计的民族医药验方中精选出 6000 多条，编撰成《广西民族医药验方汇编》，同时建立民族医药标本室和民族医学陈列室，进一步为研究壮医药提供有利条件。在此期间，由黄汉儒等编写的《壮族医学史》《中国壮医学》等著作陆续出版。《壮族医学史》是第一部系统总结壮族医学史的专著，

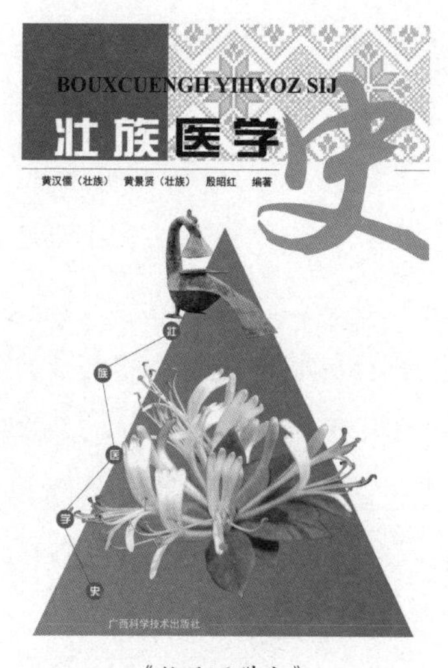

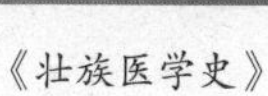
《壮族医学史》

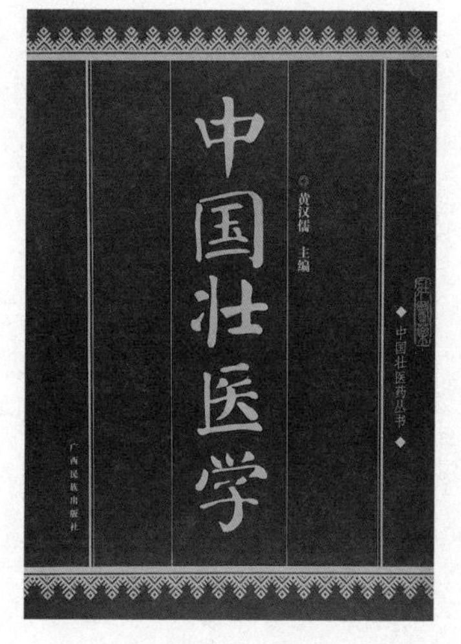

《中国壮医学》

填补了壮族医学史研究的空白，被誉为壮医发展史的里程碑。

2002 年 2 月，黄汉儒主持的“壮医理论的发掘整理与临床实验研究”课题成果通过专家鉴定，标志着壮医学的理论体系已经基本形成。专家认为，壮医疗法不仅与中医一脉相承，更是有着自己独特的理论体系与实践经验。该成果的确立，标志着壮医从此可称为壮医学。壮医理论体系的形成，将壮医药引入现代高等教育，为壮医本科教材的编写提供了理论支持；促成了全国首家壮医医院——广西壮医医院的诞生，该院被列为当时全国重点建设的 10 家民族医院之一；促使了卫生部（现国家卫生健康委员会）正式批准壮医开展执业医师资格考试；促进了《广西壮族自治区壮药质量标准》《广西壮族自治区发展中医药壮医药条例》的颁布实施，对推

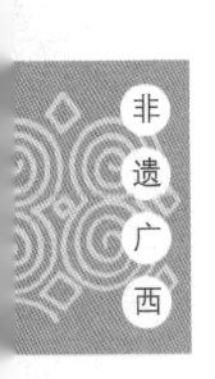

进壮医药研究和诊疗规范化、标准化，以及壮药的产业开发均具有重要的指导作用和推动作用。

30多年来，在政府的重视、支持和以黄汉儒为首的壮医药专业工作者的共同努力下，经过不断整理和总结，壮医理论体系逐步形成，相关专著陆续出版。壮医理论体系的形成，对于指导壮医的临床实践、人才培养及促进壮医药的产业开发具有重要的价值和意义；对提高壮医药的学术地位、社会地位，加强壮医药的国内外学术交流，推进壮医药事业的发展产生了重大的影响。

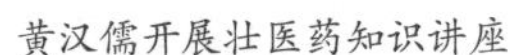
黄汉儒开展壮医药知识讲座

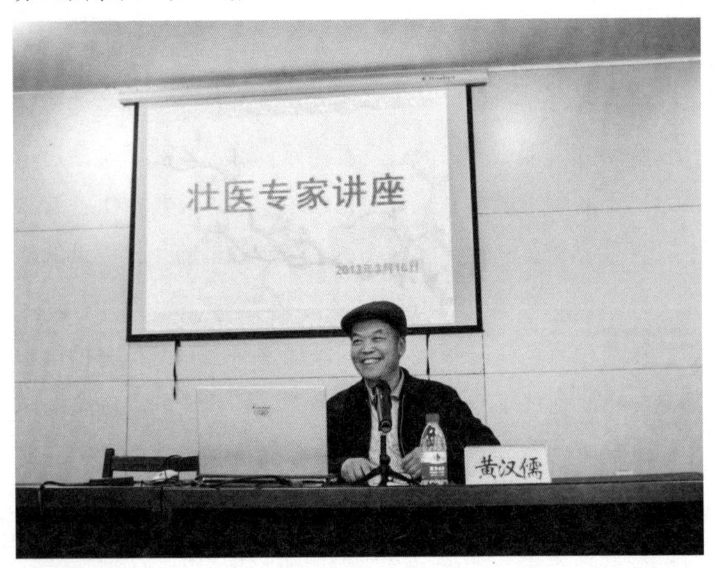

黄鼎坚，为药线点灸雕梁画栋

当药线点灸疗法传到龙玉乾这一代后，龙玉乾打破了药线点灸疗法这一传统技艺不传外人的家族规则，把祖传的药线点灸疗法的所有详细资料，包括只传授家人、传男不传女的祖学精华、核心秘密——药线浸泡液的组成成分及所用药物都详细地、毫无保留地贡献出来。在龙玉乾的协助下，学针灸出身的黄鼎坚对龙氏家族祖传的药线点灸技术、临床经验及壮医门诊部应用药线点灸治疗疾病积累的临床资料等进行全面分析和系统整理，并和广西中医学院的班秀文、黄瑾明、黄汉儒等专家一起，将总结、归纳、提炼的药线点灸的壮医指导理论、灸治选穴原则、用穴规律、操作技术及临床应用规律等内容编写成了《壮医药线点灸疗法》一书，他们还共同开展一系列临床验证研究和试验研究。同时，他们编写讲义、教材，在广西中医学院传授壮医药线点灸疗法。黄鼎坚本着实事求是、尊重科学的态度，将这一龙氏家族祖传的壮医药线点灸疗法的治病秘技整理出新，雕梁画栋，公之于众，流传于世。

黄鼎坚，1939 年生于广西东兰县三石乡，广西中医药大学针灸学教授，主任医师，第二批全国老中医药专家学术经

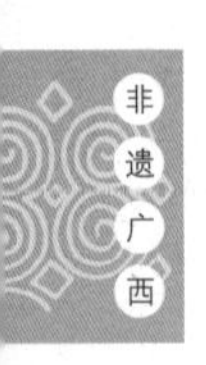

验继承工作指导老师，首批“桂派中医大师”，广西针灸学会名誉会长。1959 年就读于广西中医专科学校（广西中医学院前身）医疗专业。1963 年 8 月开始从事中医针灸教学、临床和科研工作，现仍坚持在临床工作第一线。

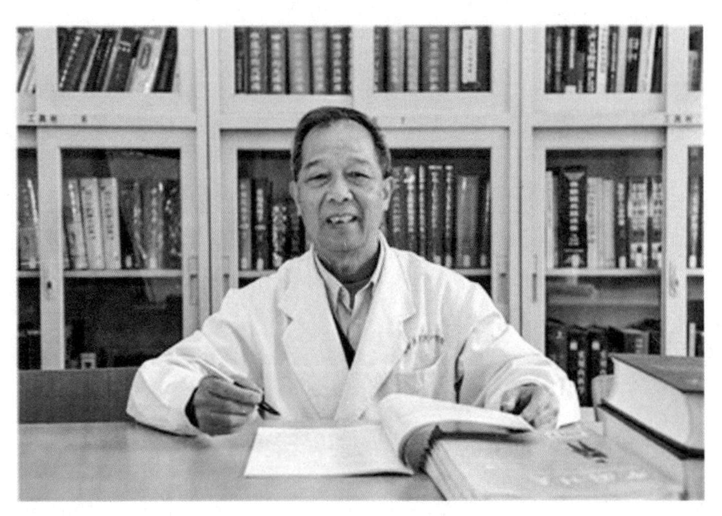

黄鼎坚

黄鼎坚早年曾跟随针灸大师朱琏临证学习，又深得近代针灸名家邱茂良、肖少卿、贺普仁等大师的点拨，在治学上博采众长，择善而从，自成一家。在临床工作中，他牢记古人异法方宜的教诲，坚持“治宜杂”的理念，充分发挥该理念的特色与优势。他强调遣方用穴贵在精，即选穴精要、定穴精准，重视特定穴、经验穴和反应点的应用，用穴一般不超过 8 个，以 4 ～ 6 个居多，甚至有一两针效验者，如小腹急痛取承浆穴、痛经取上仙穴、胃脘痛取至阳穴。

黄鼎坚不仅精心钻研传统针灸，对其他疗法，包括民间技艺也十分钟爱，并悉心加以学习和整理。他积极总结和推广广西特色民族医药，对点穴疗法、药线点灸疗法、太极针法、皮内针疗法、李氏对应取穴配方规律刺法等民间技艺都进行了系统的发掘、整理及推广应用。

壮医药线点灸是将特制的药线点燃端直接灸灼穴位或部位来防治病痛的一种特色技法，与灯火灸、线香灸同属于针灸技法中的直接灸法。老壮医龙玉乾是壮医药线点灸疗法的继承者，他并非专业出身，而是通过祖母的口耳相传学习的。1978 年下半年，广西中医学院为继承、发扬龙玉乾的诊疗专长，特地将他调到学院，并分配到针灸教研室（具体安排在当时的广西中医学院第一附属医院门诊）工作。1978 年，黄鼎坚一边跟随朱琏学习针灸治疗，一边协助龙玉乾整理学术资料。自从龙玉乾来到针灸教研室后，患者们纷纷慕名而来，他每天都要接待一两百人次，非常忙碌。1979 年，在龙玉乾的热心传授下，黄鼎坚利用 3 个月的时间将药线点灸疗法进行系统归类整理。当时正值酷暑，爱人出国工作，黄鼎坚不仅要照顾家庭，还要顶着烈日奔忙于教研室和其他业务岗位，晚上一边画图一边写作，熬了无数个日夜，终于整理出了一叠厚厚的初稿。“药线点灸”原名“火灸”，“药线点灸”这个名字是由黄鼎坚命名的，他认为“火灸”不足以概括这种疗法的特色，而“药线点灸”就很生动形象。

该初稿整理好后，又经过其他针灸同行、民族医药工作者的审阅修改和完善，最终形成了《壮医药线点灸疗法》一书并出版。

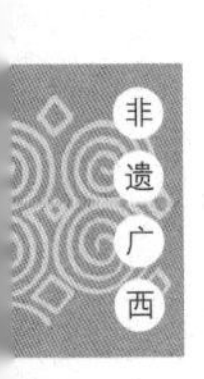

20世纪80年代是针灸的快速发展时期，在国家政策的大力支持下，地方针灸医学研究不断创新，学习针灸的人员不断增多，针灸医疗进入了一个较快的发展阶段，无论是国内的医学界还是国外的西医界，都有一定的口碑。

相对于当时整个医学系统来说，针灸医疗的发展还处于起步阶段，能够熟练掌握针灸技法的名中医较少，黄鼎坚认为针灸的普及还需要一段漫长的过程，有两点原因：首先，要在数量上有一批技法高超的医师来普及针灸，这在短期内是很难实现的；其次，宣传上要让老百姓对针灸有一个全方位的认识，但当时很多人不仅对针灸不了解，甚至还对其持着极端怀疑的态度。黄鼎坚认为针灸是一门疗效佳且省钱省力的自然疗法，应该得到大力推广。针对“酒好也怕巷子深”的现象，他希望社会各界能够加强对中医、对针灸的宣传，让更多的人从中国传统医学中受益。

只有深入基层、深入社区，才能真正推广和发扬针灸疗法。当时国家级、自治区级的中医管理部门已经有意向将针灸作为一门实用技术进行推广，但由于客观条件的限制，这个计划只能缓慢地进行。有关部门每年都会安排基层医疗人员来广西中医学院进修针灸课程，以扩大针灸的影响力，黄鼎坚有一部分教学内容就是专门针对这些基层医疗人员来设置的。“实际上基层是非常需要针灸的，平时老百姓也许没有这样强烈的要求，但是一旦生病了，有了治疗效果后，他们终于发现针灸的用处非常大！”因此，黄鼎坚坚持在基层医疗人员队伍中推广包括药线点灸在内的针灸技法。

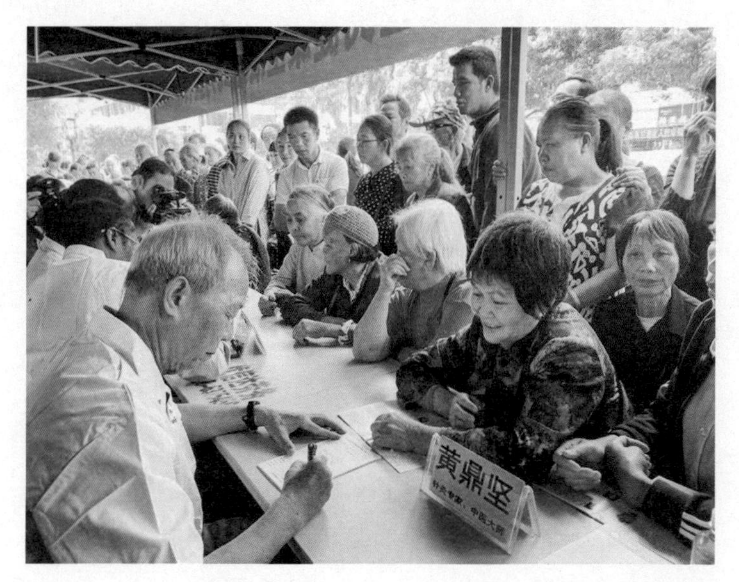

黄鼎坚为群众义诊

黄鼎坚还主张立足实践，在尊重中医学规律的基础上，运用现代科研方法对壮医药线点灸疗法的临床研究和实验研究加以整理，为民族医药临床人才队伍建设培养了大批合格人才，为中医针灸学术理论的发展贡献了一分力量。他主持完成的“壮医药线点灸疗法与临床验证研究”课题成果1992年荣获“广西医药卫生科学技术进步奖一等奖”“国家中医药科学技术进步奖二等奖”。他先后被评为“广西优秀医学工作者”、全国名老中医药专家学术经验继承工作优秀指导老师及先进个人，入选“桂派中医大师”，他成立的工作室被评为“全国先进名医工作室”，他还入选《共和国名医专家大典》《当代名老中医图集》《中国名医列传》。

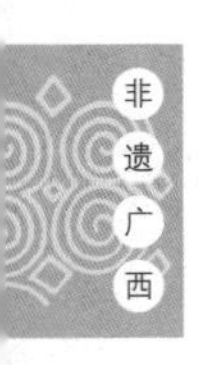

如今已是耄耋之年的黄鼎坚仍勤于临床工作，坚持出门诊，临证尤其强调辨证、辨病、辨经三方结合，重视手法，擅长“一针二灸三用药”治疗临床各科疑难杂症。他特别推崇针灸大师朱琏“缓慢进针”的独特手法，强调针虽细，气要阳，“三层取气”更充分，因“气至而有效”。他擅长诊治面瘫、眩晕、失眠、头痛等神经系统疾病，痿、痹、瘫等运动系统疾病，湿疹、银屑病等皮肤病，痛经、带下、不孕、产后风等妇科疾病。近年来，他更是用针灸治疗各种亚健康问题，在中医治未病独树一帜，赢得赞誉。黄鼎坚还积极参加国内外的学术交流活动，多次出访越南、柬埔寨、新加坡、马来西亚、德国、俄罗斯、西班牙、瑞典等国家进行学术交流，让针灸这朵中医传统的奇葩绽放于世界各地。

黄鼎坚在门诊为患者治疗

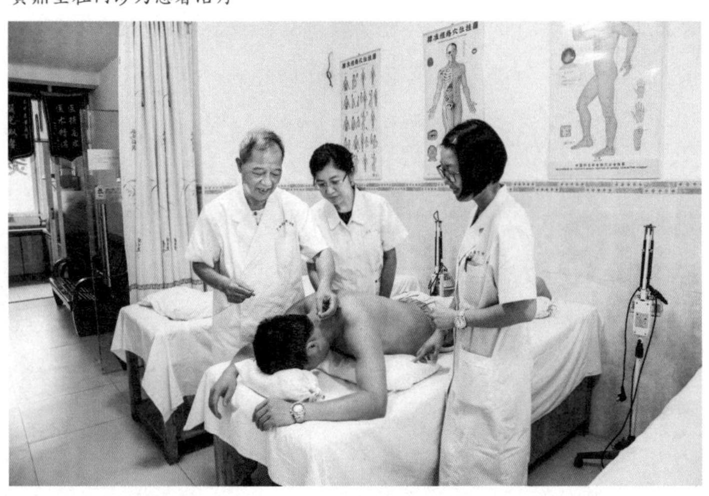

2005年，66岁的黄鼎坚退休。至此，他在救死扶伤的杏坛上从医从教已40多个春秋。完成国家“十五”科技攻关课题“百名中医学术思想研究临床经验总结”任务之后，他才坦然地开始自己“夕阳无限好”的人生征程。

2013年，抱着“别离闹市恋青山，回归故里心朝阳，业医本源为百姓，心甘为民献余生”的愿望，黄鼎坚回到老家广西东兰县三石镇，主动向当地党委、人民政府提出想回家乡开设名医服务工作站，希望义务为父老乡亲行医治病。令人喜出望外的是，当地党委、人民政府立刻回应，在主管部门及时协调、父老乡亲的热心帮助下，很快就选定黄鼎坚儿时上学的三石镇板公小学旧址，将其修缮扩建为“全国名老中医黄鼎坚基层工作站”。

在黄鼎坚的引领下，随着自治区中医工作的大力推进，中医知识、中医适宜技术已广泛深入城乡基层，全区有20个名中医基层工作室建立与运作。自2021年以来，黄鼎坚又在东兰县中医院与广西中医药大学第一附属医院技术协作平台的基础上增添一个工作室，加强了与当地中医医疗机构的合作，把“简、便、廉、验、捷”的中医、壮医特色技法带到基层，给基层群众带来方便，其合作的内容和形式也在为适应农村需要而不断扩充、走向常态。

自“全国名老中医黄鼎坚基层工作站”挂牌成立以来，黄鼎坚先后组织20人的大型团队2批次、5～10人的团队5批次、1～3人的团队多批次来到基层工作站，时间长的3～6个月，时间短的1～3天，义务为当地群众诊治疾病。

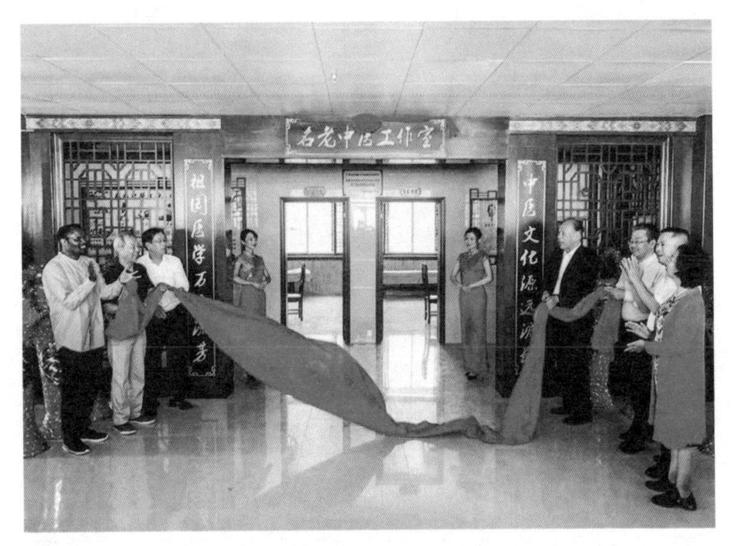

黄鼎坚“名老中医工作室”揭牌现场

参加义诊的团队成员除了针灸专家，还包括内科、外科、妇科、儿科、骨伤科、皮肤科、推拿科等各科各级专家和医务人员，有博士、硕士、留学进修人士等。此外，黄鼎坚还在工作站及县城先后举办了中老年人和妇女健康专题讲座、学术交流与传承专题讲座、基层中医工作研讨专题讲座、中小学励志教育等文化宣传活动，前后共接诊 4000 人次，共有 1500 人次参加讲座。

21 世纪，对针灸而言，机遇和挑战并存。挑战来自三个方面：一是学科本身的发展，是学科发展的必然；二是国内外人们对疾病防治和健康的需求，是学科使命和责任使然；三是社会上有一部分人对中医抱有偏见，他们不时发出不和谐的声音，叫喊要消灭中医。在此种状态下，黄鼎坚认为真理就要发扬光大，发展才是硬道理。他在《弘扬特色迎接挑战》一文中写道："继承和发扬先辈留给我们的这份宝贵的医学遗产，每一位中华儿女都责无旁贷，尤其是针灸从业者更应不离不弃，自尊自强，发扬光大，为人类健康多做贡献！"

夕阳无限好，只是近黄昏。黄鼎坚知道一己之力有限，因此他号召更多的年轻人加入针灸队伍，他说："你们是年轻的一代，世界以后是你们来创造，我们老了，也许等不到针灸事业蓬勃发展、亿万人民能受惠的那一天，希望你们能帮我们实现这个愿望。"

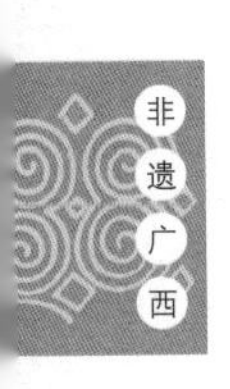

黄瑾明，把药线点灸带出大山

壮医药线点灸实用性强，疗效显著，早在20世纪30年代，龙覃氏就用药线点灸疗法为当地百姓治病，救人无数，深得民众信赖，且在传承中不断创新，一直未曾中断。药线点灸作为壮医外治疗法的重要组成部分，和壮医其他外治法一样，以家族代代相传为主，在很长的一段历史时期，仅在龙氏家族内传承，而且流传范围不广，仅限于广西柳江流域范围，传承人数也有限。作为壮医临床第一人的黄瑾明率先对壮医药线点灸进行发掘整理，开展动物实验和临床实验研究，并于1985年4月创建广西第一个壮医门诊部——广西中医学院壮医门诊部，首次把药线点灸疗法这一壮族民间的治病技法引进高等医药院校，并与班秀文、黄汉儒和黄鼎坚等人倾力合作，对药线点灸疗法进行深入的发掘、整理、研究及推广应用，让壮医药线点灸从大山深处走到大众身边。

有人说，走近国医大师、全国名中医、桂派中医大师黄瑾明，就是走近了一部厚重翔实的壮医学医书。

黄瑾明，1937年生于广西贵县（现贵港市），是地地道道的壮族人，1965年毕业于广西中医学院中医专业。一次偶然的机会，黄瑾明遇到壮医药线点灸疗法传人龙玉乾，看到这位壮医用泡过草药药液的药线为患者点灸治病，需要的器具简单，仅需一根线、一盏煤油灯（蜡烛或其他火源），而且这种药线可以随身携带，不受时间、地点的限制，无论是白天黑夜，无论是在车船上、工地上、田间地头、门诊病房，随时随地均可进行治疗，治疗一次只需几分钟，既省时又省力；点灸时略有蚁咬样的灼热感，但迅速消失，患者无痛苦；所灸之处不损伤皮肤、不留疤痕，男女老幼都容易接受；药线点燃后无烟雾形成，不污染环境；费用低廉，容易学习及掌握使用。加上壮医药线点灸既可以自己操作又可以互相操作，既可以在医院应用，也可以引入家庭保健，因此特别适合在广大农村和边远山区推广使用。这令同样身为壮族人，而且学习中医出身的黄瑾明感触颇深，自此药线点灸疗法就在黄瑾明的心里扎下了根，黄瑾明也对壮医药产生了浓厚的兴趣。

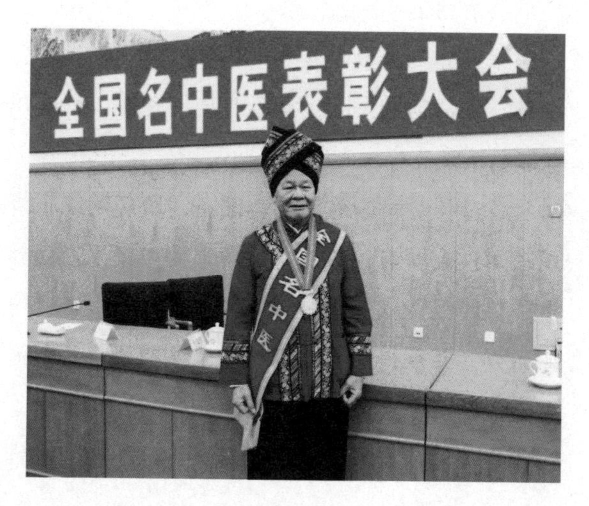

黄瑾明

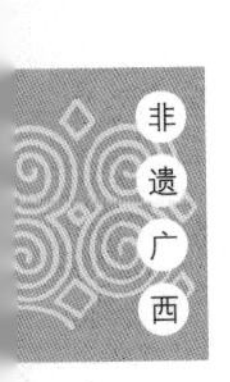

20世纪80年代初，随着其他少数民族的医疗技法得到发掘整理，壮族医药学客观存在的事实也逐渐得到了人们的认可，但世人对壮医药的认识还远远不够，广西虽然已提出开展壮医研究并成立了壮族医药研究室，但是当时还没有一家壮医诊所，更别提药线点灸疗法的推广应用了。让药线点灸这朵壮医药的奇葩，从口耳流传、心手相传，走向全国乃至世界，让更多的人认识药线点灸进而了解壮医药，这是黄瑾明等人的目标。

于是，在壮族医药研究室成立之初，黄瑾明和他的伙伴们就开始了对壮族医药学归纳整理的历程。随着对壮医药的深入了解，黄瑾明越发觉得这真是一条艰难坎坷的漫漫求索之路。中华人民共和国成立前，壮族虽然有自己的语言，但是却一直没有系统规范的文字，以致壮医药从古至今，都没有一本自己的医疗著作。这一现状，大大地限制了壮医药的传承，制约了壮医药的发展。长期以来，壮医药从业者独特的医术基本靠师徒之间的口耳相传得以传承，大量的药方、诊疗技法散落在民间，濒临失传。于是，黄瑾明决定把发掘壮医药线点灸疗法作为研究壮医药的突破口。

经过长时间的前期调查准备，黄瑾明终于将这一成果展现在了世人面前。1983年，黄瑾明申请了广西壮族自治区卫生厅科研经费支持课题“壮医药线点灸疗法的整理和疗效验证研究”并获得了立项。在他的主持下，历时8年，一步步完成了对壮医药线点灸疗法的整理和疗效验证工作。1985年，广西中医学院壮医门诊部成立，黄瑾明在大力推进和发展壮医临床医疗工作的同时，也积极利用这个机会对壮医药线点灸疗法进行整理和开展理论研究。后来龙玉乾到壮医门诊部坐诊，更是让黄瑾明有了充足的时间去学习和研究。为了更好地学习药线点灸，黄瑾明一有空闲时间，就到壮医门诊部找龙玉乾，请龙玉乾手把手地指导他。在两人的交流学习中，黄瑾明发现，壮医与中医在点灸腧穴上既有相同之处，也有特殊的穴位。在取穴方面，壮医还有梅花穴、葵花穴、莲花穴等特殊的取穴方法。

通过不断学习，黄瑾明对壮医药线点灸疗法已经有了一个全面的认知。经过近 4 年的努力，黄瑾明和黄汉儒通过对调查得来的资料和壮医门诊部治疗积累的资料进行系统整理和分析总结，并参考黄鼎坚在此之前向龙玉乾学习并记录下来的资料，最终于 1986 年编写成了《壮医药线点灸疗法》一书。这意味着药线点灸疗法已经系统化并理论化，可以率先作为壮医诊疗法的代表进行继承和推广。

经过积极运作，1987 年，黄瑾明成功举办了 4 期壮医药线点灸疗法函授学习班，每期时长半年，学习结束经考核，成绩合格者可发放非学历函授教育结业证明，培养学员 700 多人。壮医药线点灸疗法函授学习班取得了可喜的成绩，这极大鼓舞了黄瑾明等人的士气。应学员们的要求，黄瑾明寄去了药线、学习资料等物品，对学员们存在的疑问，他认真给予解答，并特意编写了《壮医药线点灸疗法专题讲座辅导讲义》《壮医药线点灸疗法函授学习班常用穴位图解讲义》等学习资料。随后，他和黄汉儒又从学员们回复的治疗医案中

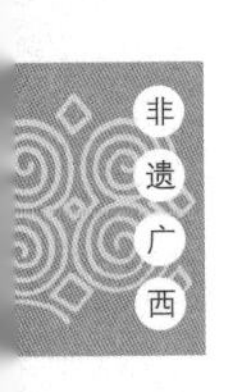

选取了一些具有代表性的医案，汇编成了《壮医药线点灸临床治验录》一书，以帮助学员们更好地掌握这门技艺。

理论学习有时是枯燥的，而形象教学有时能达到事半功倍的效果。为了让那些远在异国他乡的学员们自学成才，黄瑾明决定以《壮医药线点灸疗法》一书为蓝本，拍摄一部形象生动的教学录像片。经过细致的准备和艰苦的工作，1988 年上半年，教学录像片制作完成，并由中华医学电子音像出版社出版并向国内外公开发行。这部教学录像片采用汉语和英语进行解说，详细介绍了壮医药线点灸疗法的功效、适用范围及操作技术、火候、特殊穴位等内容，内容翔实，形象生动，显著提高了教学效果，深受学员的好评。

据不完全统计，截至 1994 年底，我国已有 300 多家医疗单位推广应用壮医药线点灸疗法，且有来自国内 26 个省（自

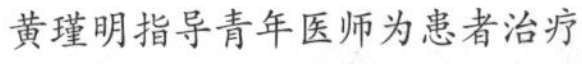

黄瑾明指导青年医师为患者治疗

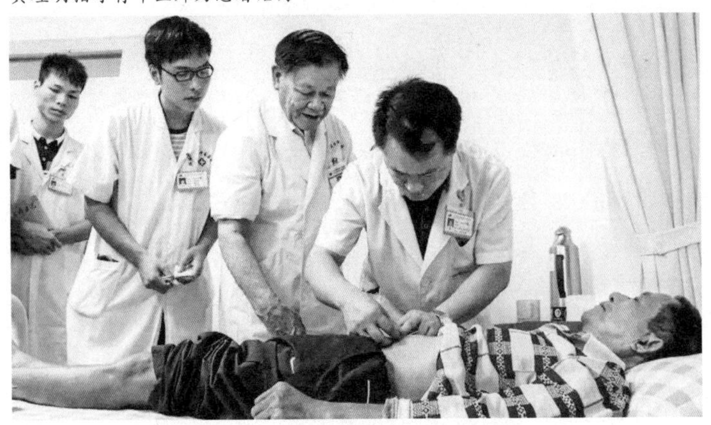

治区、直辖市）和香港、澳门、台湾地区，以及新加坡、澳大利亚、英国等其他国家的学员和进修生直接参加该疗法的学习，学员有5000多人。这些学员应用药线点灸治疗疾病，收到了良好的效果，治愈了大量常见病和疑难杂症。同时，广大学员反馈回来的治愈病例大大丰富了壮医药线点灸疗法的内容。此外，更有近万名群众购买药线，用于自我治疗。有些边远山区的群众通过药线点灸治愈多年顽症后，特地来信称赞此线为“神线”，并恳切地要求参加培训班，然后回当地推广。这些实例说明了壮医药线点灸疗法不仅适用于广西，而且适用于全国甚至国外，它就像一颗种子，自1985年创办第一期学习班以来，

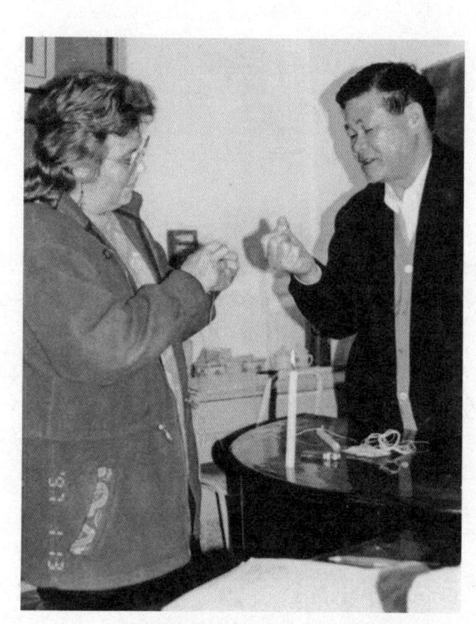

黄瑾明与外国友人交流药线点灸

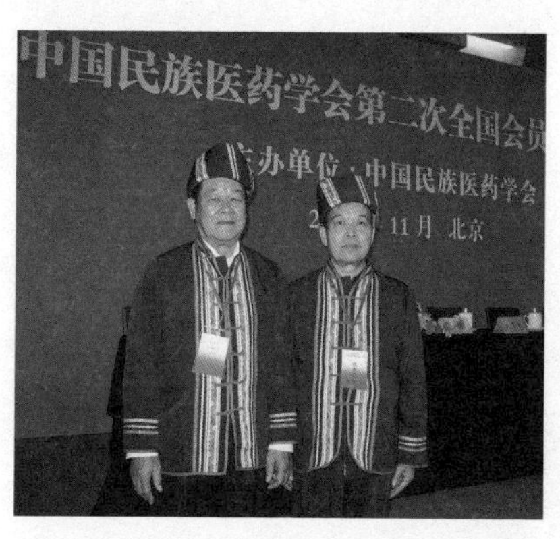

黄瑾明（左）和黄汉儒（右）参加中国民族医药学会第二次全国会员代表大会

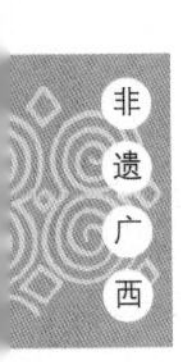

就开始在全国各地甚至是国外生根发芽。辛勤的耕耘，结出了丰硕的科研成果。在此基础上，广西壮医形成了壮医药线点灸疗法、壮医浅刺疗法、壮医莲花针拔罐逐瘀疗法三大核心技术，使民间技法转变为一门学科。

为了让壮医药走向更广阔的天地，刚退休那几年，黄瑾明远渡重洋推广壮医。令他没想到的是，壮医在英国、美国广受欢迎。

50 多年来，在黄瑾明的带领下，壮医针灸学历经四代传承人的传承和发展，逐渐形成了独具特色的广西黄氏壮医针灸学流派。作为广西中医学院壮医门诊部的创始人，黄瑾明创新了壮医平衡气血理论，逐步形成了较为完善的壮医针灸五大学说、四大治则、三大核心技术的学术理论体系。

“壮医疗法不仅与中医一脉相承，而且更是有着自己独特的理论体系与实践经验。这是壮医的传承，我愿为此付出余生。”黄瑾明的努力也得到了社会的回报。继 2018 年被授予首届“全国名中医”荣誉称号后，2022 年 2 月，黄瑾明又被授予第四届“国医大师”称号。

如今，已 85 岁高龄的黄瑾明仍坚守在中医及壮医临床第一线。在广西国际壮医医院壮医特色诊室，慕名而来的患者络绎不绝。既古老又年轻的壮医愈发深入民心，为民众所知晓、推崇，成为民族医药事业一颗璀璨的明珠。

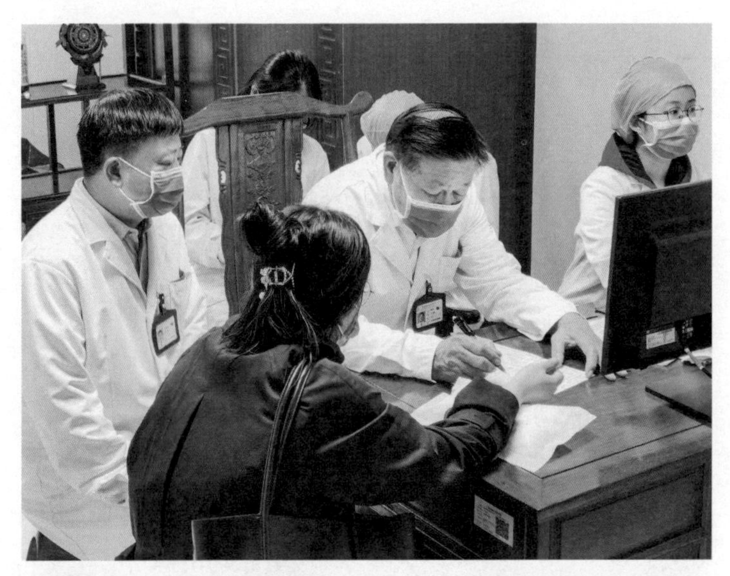

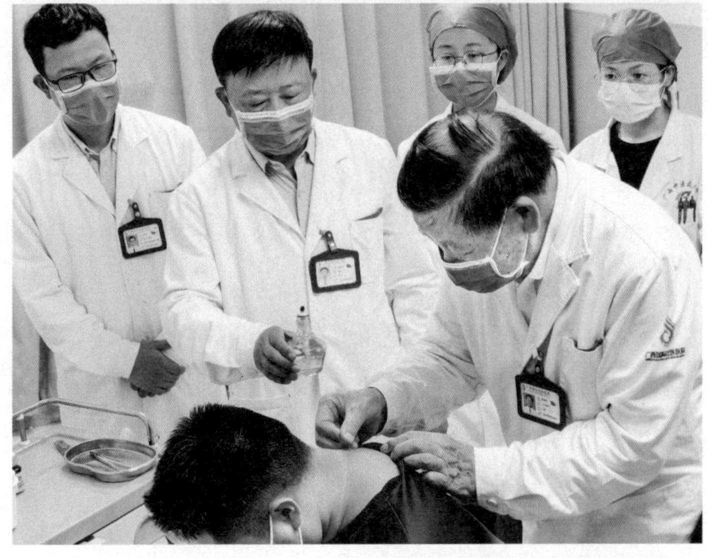

黄瑾明为患者看诊、治疗

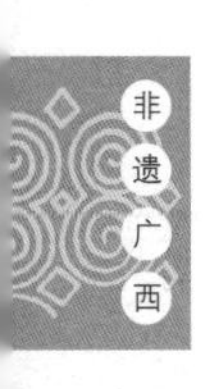

业有所授，技有所承

随着壮医药的发掘整理工作取得巨大成就，壮医独特而神奇的诊疗技术吸引了广大群众前来就诊，并受到了各界人士的好评。然而，在壮医药发掘和推广发展初期，人才极度缺乏，广西虽然有了壮族医药研究室，但是壮医诊所寥寥无几。广西中医学院壮医门诊部的医生，除了聘请民间壮医罗家安、龙玉乾、农大丰、郭庭璋等，其余均是基础部各教研室的教师，这极大限制了壮医药临床运用的持续发展。此外，这些名壮医都不在中医学院的编制内，年纪也比较大了，随时都有可能离开门诊部，壮医药将面临后继无人的状况。

如何继承壮医药所取得的成果并使其长足发展成了当时的重要任务之一。自 1985 年起，班秀文、黄汉儒、黄瑾明等一批壮医药研究的开拓者遍查广西地方志、博物志，进行广泛的实地调研，开创了壮医药整理和研究的先河，逐步整理出较完整的壮医药理论。其中，《壮医药线点灸疗法》《壮医药线点灸临床治验录》的出版，标志着壮医药线点灸疗法已经被系统化并理论化，可以率先作为壮医诊疗技法的代表进行继承和推广。壮医药线点灸的神奇疗效让更多人认识了壮医，并且有部分人学会了用壮医的诊疗方法给患者治病，这无形中扩大了壮医的影响力。

接下来就是举办壮医药线点灸疗法函授学习班，培养的学员有来自广西各地的医务人员、医学爱好者，也有其他省（自治区、直辖市）乃至国外的学者。通过课堂讲解、课后答疑、治验回访及视频教学等多种形式，向学员传授壮医药线点灸疗法，授课内容充实，形象生动，教学效果显著，深受学生的好评，慕名前来学习的学员接踵而至，壮医药线点灸疗法的推广工作呈现出一派欣欣向荣的景象。

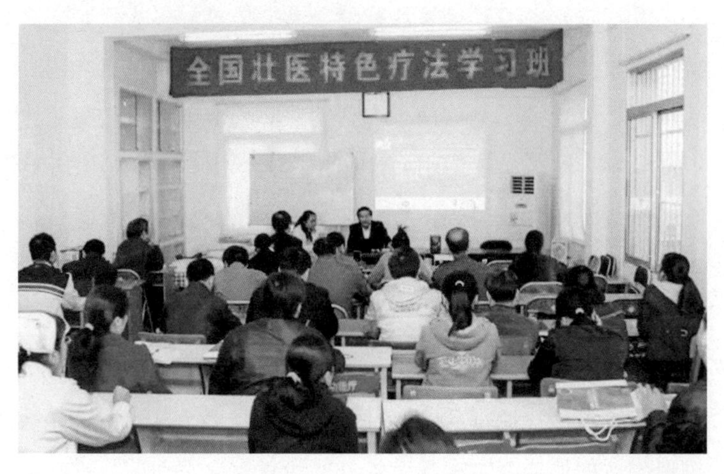

全国壮医特色疗法学习班现场

虽然短期培训使壮医药线点灸疗法得到了广泛的推广，但是这对于整个壮医药事业的传承还是不够的。当时，壮医药人才特别是致力壮医药科研与临床实践的人才数量还相当有限，要发展壮医药，当务之急就是力抓教学，培养高学历专业人才，以全面系统地学习和研究壮医药。1985 年，广西

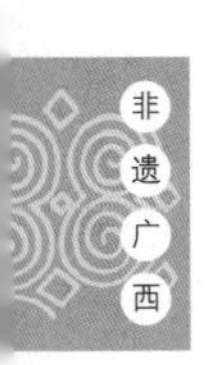

中医学院正式将壮医药学科纳入现代中医药高等教育体系，率先在全国招收中国医学史壮医药方向的硕士研究生。1987年，研究生教育增设壮医方向，黄瑾明等壮医专家也开始了指导研究生的教学工作，先后培养了10多名壮医硕士研究生。导师和研究生们深入临床和科研，完成了“壮医药线点灸疗法的整理和临床验证研究”“壮医药线点灸治疗脾虚证作用规律及疗效原理的研究”等自治区和国家自然科学基金科研项目。如今这些研究生已经成为壮医药事业发展的主力军。

然而研究生的数量非常有限，为了培养更多的壮医药高层次人才，班秀文、黄瑾明等先行者根据龙玉乾的祖传经验，从讲座、成立大学生兴趣小组开始，向大学生传授壮医药线点灸疗法。尤其是黄瑾明，他率先在大学本科教学中开设壮医药线点灸疗法的课程，首次把自己主持完成的“壮医药线点灸疗法的研究和教学实践研究”项目研究成果充实到教材中，将壮医药线点灸疗法这一壮族民间的治病技法首度引入国家的医疗、科研、教学单位，并广泛应用于临床各科，使壮医药线点灸疗法得到了更好的传承与发展。黄瑾明首先通过选修课的形式在中医学专业和针灸推拿学专业开设“壮医药线点灸”这门课程，共20学时。当时壮医药线点灸疗法因其在壮医门诊部的显著临床疗效而名声在外，学生踊跃报名参加该选修课。以黄瑾明为首的壮医老师们坚持以小班上课，详细讲解药线点灸的原理、操作要点、临床功效等，让学生真正掌握这门技法的精髓。他们以踏踏实实做事、老老实实做人为原则，一步一个脚印，将“壮医药线点灸”这门壮医基础课程一直延续开办下来。从2000年开始，广西中医学院将“壮医药线点灸”的授课对象从原有的中医学专业扩大到全校所有的医学类专业，不仅培养出了一大批既熟练掌握传统中医药学理论知识和技能，又初步掌握壮医药理论和诊疗方法的地方特色中医药人才，还为下一步的中医学专业（壮医方向）的本科招生奠定了良好的基础，拓展和丰富了中医药教育并形成了独有的办学特色。经广西壮族自治区教育厅批准，2002年秋季学期，广西中医学院开始招收首批中医学专业（壮医方向）五年制本科生，壮医药教育首次被纳入了正规本科教育的轨道。在壮医药老师们的悉心教导下，学生们学有所成，不断有年轻人投入壮医药事业当中，使壮族的医药事业不断发展壮大。

随着壮医药人才队伍的不断壮大，2005年，广西壮族自治区人民政府高瞻远瞩、审时度势，确立了“将壮医药的精髓带给未来”的发展方向。为了加强和规范壮医药的教学管理，扩大壮医药的学术影响力，更好地培养壮医药人才，进一步促进壮医药教育事业的发展，2005年4月，在广西中医学院壮医药研究所、壮医药教研室的基础上正式成立了壮医药系。半年后，广西中医学院将壮医药系正式更名为壮医药学院。壮医药学院应时而生，成为发掘、整理、研究和继承壮医药优秀遗产及培养壮医药高级人才的教学、科研基地，壮医药教育学科已经成为广西中医学院的特色专业和省级重点学科。

在壮医药线点灸教材方面，2006年，壮医专业本科系

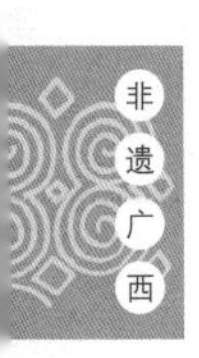

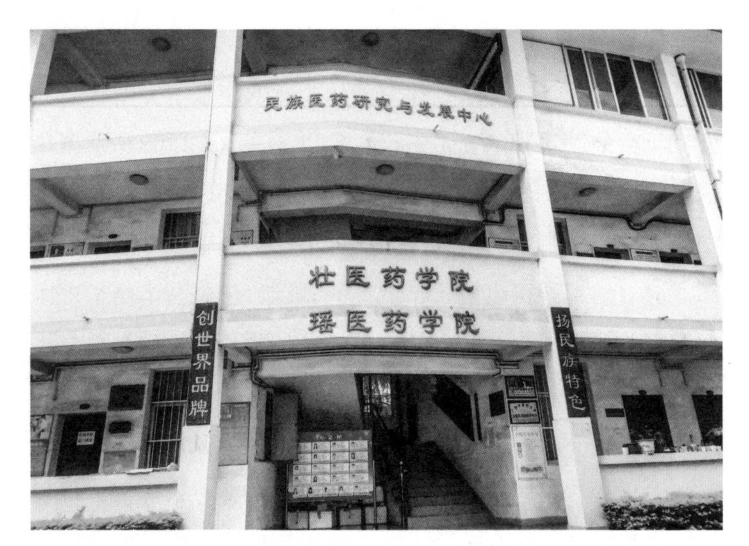

广西中医学院壮医药学院

列教材之一的《壮医药线点灸学》出版，明确了壮医药线点灸疗法以阴阳为本，天、地、人三气同步论，三道两路学说及气血均衡论等为指导理论，规范了临床选穴、用穴等操作技术。广西中医学院将“壮医药线点灸学”设为壮医本科专业的必修课，并为其他专业开设选修课，从而规范了“壮医药线点灸学”的教育，加大了壮医药线点灸人才培养的力度，为壮医药线点灸的传承、发展和创新奠定了良好的基础。2008 年，“壮医药线点灸学”被确定为广西中医学院校级精品课程；2009 年，“壮医药线点灸学”被确定为广西壮族自治区精品课程；2011 年 5 月，经国务院批准，壮医药（壮医药线点灸疗法）列入第三批国家级非物质文化遗产代表性项目名录；2012年，“壮医药线点灸学”获得自治区特色专业及一体化课程建设项目立项；2017年，全国中医药行业高等教育“十三五”规划教材、全国高等中医药院校规划教材（第十版）《壮医药线点灸学》由中国中医药出版社正式出版发行。

自此，壮医药高等教育和人才培养进入了新的发展阶段，必将为我国民族医药事业的振兴和发展做出更大的贡献。

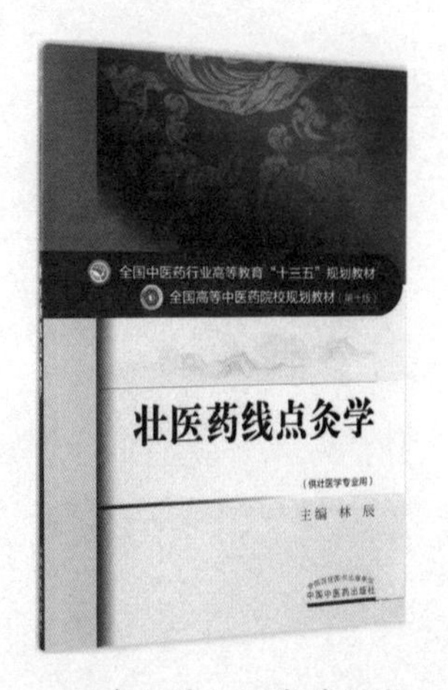

全国中医药行业高等教育“十三五”规划教材、全国高等中医药院校规划教材（第十版）《壮医药线点灸学》

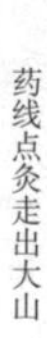

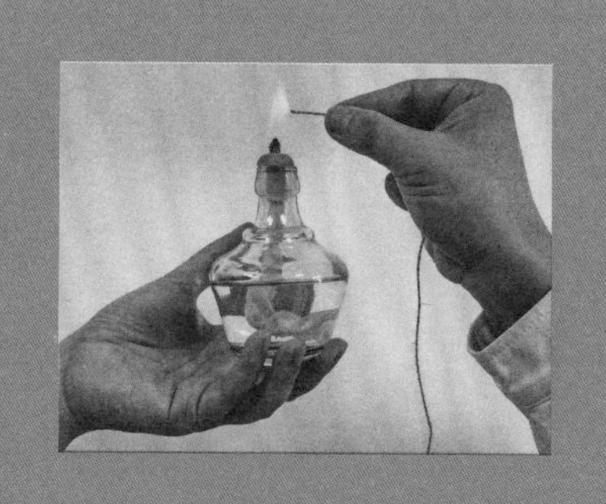

药线点灸 点到病除

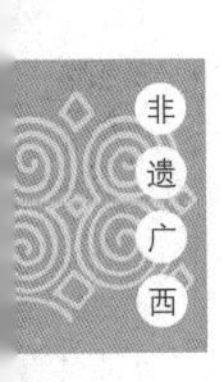

药线点灸的理论基础

阴阳为本，三气同步

壮族聚居地区属于亚热带，虽然年平均气温较高，但是四季仍较分明。日月穿梭，昼夜更替，寒暑消长，冬去春来，使壮族先民的意识里很早就产生了阴阳的概念且在生产生活中广泛应用。壮医认为，大自然的各种变化都是阴阳对立、阴阳互根、阴阳消长、阴阳平衡、阴阳转化的反映和结果。

壮医认为，人禀天地之气而生，为万物之灵；人的生、长、壮、老、死生命周期，受天地之气的涵养和制约，人气与天地之气息息相通；天地之气为人体造就了生存和健康的一定常度，但天地之气又是不断变化的，日夜小变化，四季大变化，是为正常变化。人作为万物之灵，对天地之气的变化有一定的主动适应能力，如天黑了会引火照明、天热了机体会出汗散热、天冷了会添衣被保暖。对于昼夜更替、寒暑消长等天地之气的变化，人如能主动适应，就可维持生存和健康的常度；如不能适应，就会受到伤害并导致疾病的发生。人体是一个小宇宙单元。壮医认为，人体可分为三部：上部为“天”（壮语称为“巧”），包括外延；下部为“地”（壮语称为“胴”)，包括内景；中部为“人”（壮语称为“廊”)。位于人体中部的“气道”（肺）与上部的“巧”和下部的“胴”是一个小天地，只有三部之气同步运行，制约化生，才能生生不息。形体功能一致，升降适宜，中和涵养，则气血调和，阴阳平衡，脏腑自安，并能适应大自然的变化。人体的结构与功能、先天之气与后天之气，共同形成了人体的适应能力与防卫能力，从而达到天、地、人三气同步的健康境界。

三道两路

壮医认为，脏腑骨肉气血是构成人体的主要物质基础。位于颅内、胸腔和腹腔内相对独立的实体都称为脏腑，没有很明确的“脏”和“腑”的概念区分。颅内容物壮语称为“坞”、心脏壮语称为“咪心头”、肺壮语称为“咪钵”、肝壮语称为“咪叠”、胆壮语称为“咪背”、肾壮语称为“咪腰”、胰壮语称为“咪曼”、脾壮语称为“咪隆”、胃壮语称为“咪胴”、肠壮语称为“咪虽”、膀胱壮语称为“咪小肚”、妇女胞宫壮语称为“咪花肠”。这些内脏有各自的功能，没有表里之分，共同维持人体的正常生理状态。当内脏实体如肺等受损伤或者其他原因引起其功能失调时，就会引发疾病。壮医将谷道（主司消化的器官)、水道（主司排尿的器官)、气道（主司呼吸的器官）称为“三道”；将龙路（血液系统)、火路（神经系统）称为“两路”。壮医认为，人体内的谷道、水道、气道及龙路、火路都往返运行于骨肉之中。骨肉损伤，可导致上述通道受阻而引发其他疾病。

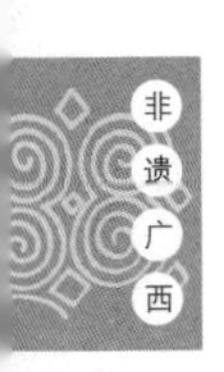

壮医三气同步理论主要是通过人体内的谷道、水道和气道及其相关枢纽脏腑的制化协调作用实现的。壮族是我国最早种植水稻的民族之一，知道五谷禀天地之气以生长，赖天地之气以收藏，得天地之气以滋养人体。五谷进入人体得以消化吸收的通道称为"谷道"，主要是指食道和胃肠道，其主要功能是摄纳和消化吸收饮食水谷，排出粪便，其化生的枢纽脏腑为肝、胆、胰。水为生命之源，水液进出人体的通道称为"水道"，水道的主要功能是排出汗、尿，其调节枢纽为肾和膀胱。谷道、水道同源而分流，在吸收水谷精微营养物质后，谷道排出粪便，水道排出汗、尿，从而与大自然发生最直接、最密切的联系。人体之气与大自然之气相互交换的通道称为"气道"，气进出于口鼻，其交换的枢纽脏腑为肺。人体三道通畅，调节有度，人体之气就能与天地之气保持同步协调平衡，则疾病不会发生。如三道阻塞或调节失度，则三气不能同步，相应脏腑功能改变而出现相应的疾病。

龙路与火路是壮医对人体内虽未直接与大自然相通，但却是维持人体生理机能和反映疾病动态的两条极为重要的内封闭道路的命名。壮族传统认为龙是制水的，龙路在人体内即是血液的通道，故有些壮医又称之为血脉、龙脉，其功能主要是为内脏、骨肉输送营养。龙路有干线和网络遍布全身，循环往来，其中枢在心脏。龙路通畅，则阴阳平衡，身体健康；若龙路阻滞不畅，则可致脏腑骨肉缺乏营养而百病丛生；若龙路闭塞不通，则可致机体衰竭而死亡。火为触发之物，其性迅速（"火速"之谓），感之灼热。壮医认为火路在人体内为传感之道，也可称为“信息通道”，其中枢在“巧坞”（大脑）。火路同龙路一样，其干线及网络也遍布全身，使人体能在极短的时间内感受外界的各种信息和刺激，并经中枢“巧坞”的处理迅速做出反应，以此来适应外界的各种变化，实现三气同步的生理平衡。火路阻滞甚至阻断，则人体对外界信息的反应能力和适应能力降低或丧失，从而导致疾病，甚至死亡。

毒虚致病

壮族聚居地区属于亚热带，山林茂盛，气候湿热，自然界毒性物质众多，有野生毒和动植物腐败产生的毒。野生的有毒动植物和其他毒物有毒虫、毒蛇、毒草、毒树、毒水、毒矿等，动植物腐败产生的毒有瘴毒、蛊毒、发出的臭气等。机体在代谢过程中产生的各种毒物，由于各种原因不能正常排出，积聚体内而形成内生毒；自然界亦有风毒、湿毒、热毒、暑毒、火毒等组成的外来邪毒。邪毒、毒物进入人体后，是否发病，取决于人体对毒的抵抗力和自身解毒功能的强弱，即取决于人体内正气的强弱。壮医认为，无形之毒致病，一是因为毒性本身与人体正气势不两立，若正不胜邪，则影响三气同步而致病；二是某些邪毒在人体内阻滞三道两路，使三气不能同步而致病。邪毒阻滞三道两路或损耗正气至虚极衰竭，都会导致死亡。

虚即正气虚，或气血虚，虚既是致病的原因，也是病态的反应。作为致病的两大因素之一，虚可以表现为软弱无力、

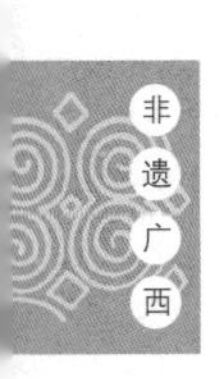

神色疲劳、形体消瘦、声低气微等临床症状，甚至衰竭死亡。因为虚，人体的运化能力和防卫能力相应减弱，特别容易招致外界邪毒的侵袭，出现毒虚并存的复杂临床症状。

壮医学是在对壮族地区常见疾病的认识与诊治的基础上形成的。壮医认为，毒与疾病发生的关系最密切，是多种病证的临床表现，更是招致百病的主要原因。无数中毒致病甚至死亡的实例和教训，使壮族先民对毒有着特别直接和深刻的感受，由此总结了丰富的解救治疗方法。从文献记载和实地调查资料中可知，壮族民间使用的毒药和解毒药在百种以上。

总之，阴阳为本与三气同步学说是壮医的天人相应自然观，三道两路是壮医的生理病理观。邪毒阻滞三道两路或损耗正气，导致三道两路阻塞或调节失度，则三气不能同步，脏腑阴阳功能失司，就会导致人体功能失调乃至疾病的发生。

药线点灸的作用机理

一根细小的苎麻线，在酒精灯上点燃后，把带着炭火的线头直接点在患者的穴位或部位上，一个穴位或部位点灸一下或两三下，这就能治病？就这么简单？许多人简直不敢相信！但广西人对此并不陌生，这就是壮医药线点灸疗法，尤其是对红眼病、带状疱疹等疾病有显著疗效。该疗法广泛流传于广西柳州一带的民间，是壮医药的重要组成部分，在当地用于预防和治疗疾病有 100 多年历史。

壮医药线点灸疗法操作简单。以拇指和食指夹持药线的一端，并露出线头 1 ～ 2 厘米，将露出的线头在火焰上点燃，然后吹灭明火，只留珠火，将带珠火的线头对准穴位或治疗部位，拇指指腹迅速将带珠火的线头直接点按在穴位或治疗部位上，一按火灭即起，此为一壮。一般一个穴位或部位只灸一壮。操作时必须掌握火候，以线头呈珠火时效果最佳，切忌明火点灸。灸后有蚁咬感或灼热感，不要用手抓，以防感染。壮医药线点灸疗效确切，不易留疤痕，不污染环境，且费用低廉，因此在广大农村和边远山区很受欢迎。

壮医药线点灸所用的药线是用苎麻搓成的，搓好以后浸泡在用广西特产的壮药材制成的药液中 24 小时后即可拿出来

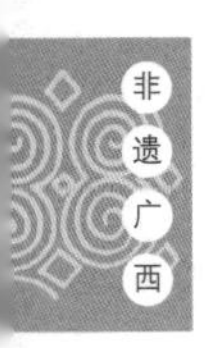

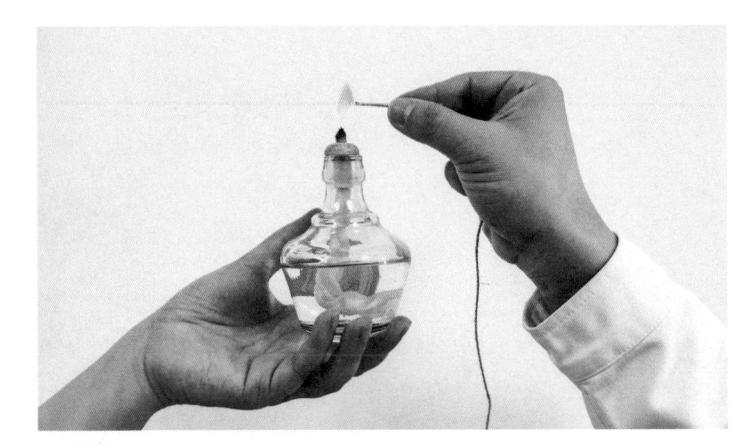

点燃药线

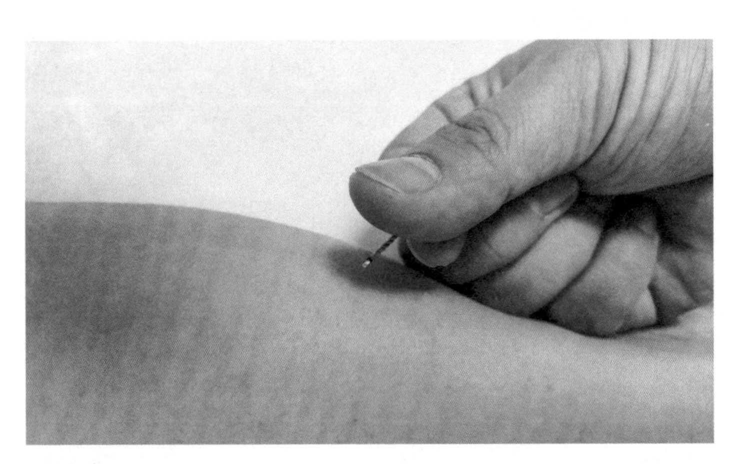

点按施灸

扫码看视频

使用。每根药线长约 30 厘米，分小号线、中号线、大号线。小号线直径 0.25 毫米，适用于灸治皮肤较薄处（如面部）的穴位或部位及小儿；中号线直径 0.70 毫米，适用于灸治各种病证；大号线直径 1.00 毫米，适用于灸治皮肤较厚处的穴位或部位及冬天。壮医药线点灸常用的穴位有三种：一是壮医特有的经验穴位；二是龙路、火路的某些浅表反应点；三是引用部分中医穴位。

虽然药线点灸在皮肤的表层，但是火力和药物的温通力相结合后，线上的药物会从皮肤上的穴位通过经络传导作用于病灶，从而达到治疗疾病的目的。

广西是壮族的故乡，壮族也是山歌的故乡，许多壮医治疗疾病的经验都是以歌诀的形式流传下来的。壮医药线点灸疗法为龙玉乾家传，根据龙玉乾家族流传的祖训和临床经验口诀，我们也可以一窥壮医药线点灸的神奇。

“疾病并非无中生，乃系气血不均衡”就概括了疾病的成因。壮医药线点灸之所以能够治病，就是因为它以局部热刺激效应，通过经络传导，调整气血归于平衡，使人体各部恢复正常的功能。

“灸治铭言七大纲，寒热肿痿痛麻痒，一字一畴须当记，祛邪扶正得安康”是壮医药线点灸的适应证歌诀，即畏寒、发热、肿块、疼痛、痿痹、麻木不仁、瘙痒等 7 个范畴的病证都是点灸的治疗范围。

“若悉邪袭何家始？详询细切便分明，露迹尤可目判定，不明之疾络中寻”是壮医药线点灸的疾病诊断歌诀。要求开

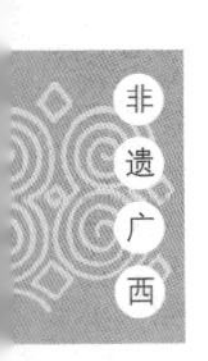

始点灸操作之前，要先详细了解患者的病情，通过望、闻、问、切等手段获得患者的确切病因，以便找对治疗的穴位。

“寒手热背肿在梅，痿肌痛沿麻络央，唯有痒疾抓长子，各疾施灸不离乡”是壮医药线点灸的取穴原则歌诀。看起来挺复杂，其实意思就是，对于畏寒发冷患者，就在手部取穴；对于发热患者，就在背部取穴；对于肿块、癣或其他皮疹类患者，以病变部位为中心取局部梅花穴或葵花穴；对于痿废瘫痪等患者，治疗时就选取痿废瘫痪肌肉处的穴位为主；对于痛证患者，选取痛处及邻近穴位；对于肢体或者局部麻木不仁等患者，就以该部位的经络中央点为治疗穴位；对于瘙痒患者，就选先痒起来的部位为治疗穴位。

这些歌诀概括了疾病的成因和壮医药线点灸疗法的适应

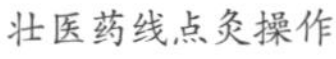
壮医药线点灸操作

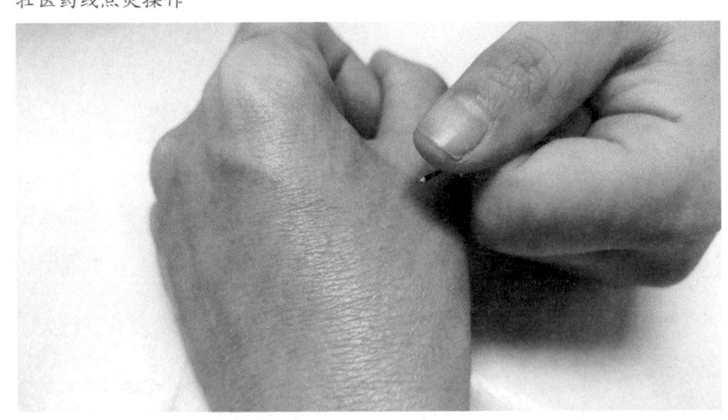

证、疾病诊断方法及取穴原则，为后人学习和应用壮医药线点灸指明了方向。现代壮医专家用大量的临床实践和动物实验研究证明，经过壮药液浸泡的苎麻线，点燃后直接灼灸患者体表的一定穴位或部位，可疏通和调节人体的龙路、火路气机，具有消炎退热、祛风止痒、通络止痛、散结消肿、健脾消食、健脾止泻、温经通痹、活血止血、宁心安神、强壮补益等功效，从而达到止痒、止痛、通痹、散结消肿、活血化瘀等治疗作用。其适应证有100多种，除了对带状疱疹疗效显著，对感冒、痔疮、急性结膜炎、睑腺炎、荨麻疹、痛经、软组织损伤、乳腺小叶增生、多发性脂肪瘤、小儿厌食、遗尿等也有很好的疗效。

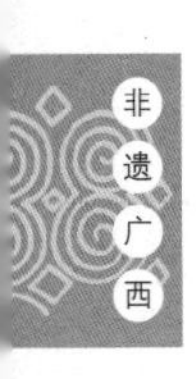

初露锋芒，药线点灸显神奇

1988年，就在壮医药线点灸的临床病例研究和理论研究有了些许成就，壮医药逐渐被人们知晓的时候，一次急性急膜炎（红眼病）的突发事件让还处于摸索阶段的壮医药线点灸迎来了新的机遇，从这年开始，更多的人认识了壮医药线点灸和壮医药。

1988年夏季，全国各地相继发生红眼病大流行。尽管红眼病对人造成的损害没有肝炎、肺结核和艾滋病等传染性疾病严重，但其流行范围之大、发病人数之多、传播速度之快却是其他传染病所不能比的。红眼病在1988年7月至9月席卷了全国。

当时，南宁市也大规模暴发红眼病。红眼病一般在夏季流行，传染性极强，加上南宁地处亚热带，夏季天气炎热潮湿，利于细菌繁殖和传播。且当时昼长夜短，人们睡眠不足，抵抗力下降，当细菌、病毒侵入眼内即可发病。刚开始常见的症状是眼睛又红又痒，接着头痛、全身不适等症状开始出现，随后出现结膜充血、眼睑水肿、畏光流泪等症状。一般病程是2～12天，平均6天。如果体质好，症状不是太严重，也就是眼睛红红而已，滴点眼药水，过几天就好了。如果体质较差，病毒就会继续深入，当病变侵及角膜时，畏光、疼痛及视力减退等症状明显加重，少数患者可同时有上呼吸道感染或其他全身症状。红眼病的传染性超强，若接触了患者接触过的物品，很大概率会被传染，是典型的“人传人”疾病。这次大规模红眼病疫情是突发事件，整个南宁市的医疗单位都被打了个措手不及。由于患病人数众多，吗啉胍滴眼液等眼药水严重脱销，就连医院也无药可售。

看到患者双目血红、不停流泪，时任广西中医学院壮医门诊部主任的黄瑾明，内心有一种说不出的滋味。他十分想解除患者的痛苦，然而“巧妇难为无米之炊”，他又有什么办法呢？这时，突然有人提出为什么不尝试运用传统壮医疗法进行治疗呢？说者无心，听者有意，闲聊时的话语让黄瑾明及其同事怦然心动。是呀！5年来，在他的主持下，“壮医药线点灸疗法的整理和疗效验证研究”这一科研课题已经取得了阶段性的成果，从各个角度来看，它都有可能对红眼病产生疗效。

于是，黄瑾明就尝试利用壮医药线点灸疗法来治疗红眼病。根据药线点灸歌诀“肿在梅”以病灶为取穴中心的原则，再结合中医学、现代医学的相关资料，他决定选用攒竹、鱼腰、太阳等穴位作为治疗红眼病的基本穴位。可这是第一次运用壮医药线点灸疗法治疗红眼病，临床还缺少验证，如果贸然施用是否会产生危险呢？黄瑾明首先选取了一名志愿者进行治疗，他熟练地在患者身上迅速地点灸，随着一次次线起线落，患者的泪水和鼻涕就像排水一样倾泻出来。经过2

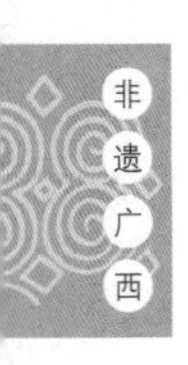

次治疗后，患者双眼肿胀、流泪、怕光、异物感、瘙痒等症迅速减轻，治疗 4 ～ 5 次后获得了痊愈。之前的实验研究结果也表明，壮医药线点灸对眼睛周边敏感穴位产生全面刺激，一方面，刺激眼眶周边神经，促使眼部进行自我调节；另一方面，点灸的刺激能使眼部排出大量眼泪，而眼泪中所含的溶菌酶有消炎作用，从而发挥对红眼病的治疗作用。

一时间，壮医药线点灸疗法可治疗红眼病的消息传遍了南宁的大街小巷，这种古老的医术成了当时替代药物治疗红眼病的最有效方法，吸引了众多患者前来治疗。为了尽快解除更多患者的痛苦，黄瑾明和同事们增设夜诊，日夜为患者治疗，每个医生每天诊治患者就达 100 多人次。他们用仁慈之心和手中的药线，努力解除患者的痛苦，仅 2 个月时间，就治疗了 1500 多例患者。看着患者经过自己的治疗后痊愈，黄瑾明的内心充满了成功的喜悦。他的同事和助手们也随着壮医药线点灸临床疗效的成功验证，对壮医药线点灸疗法充满了信心。

“寒手热背”，家庭使用真方便

在广西国际壮医医院民族特色治疗区，一位医师正在给来参观学习的学员展示壮医特色技法，只见他点燃一盏酒精灯，手握一根细线在火焰上点着，让线头形成珠火，接着对学员解释道：“壮医有个口诀叫‘寒手热背’，如果您是因为风寒外感后有恶寒的不适，我们就在您的手上取穴。”说完把带珠火的线头直接点按在一位有些鼻塞发冷、又想体验壮医药线点灸疗效的学员的手部穴位上，每个穴位点一下或两三下。点完后，这位学员顿时感到全身发热，而刚才的发冷、鼻塞、乏力等不适也随之减轻了许多。在旁边观摩的其他学员也立刻学会了，马上饶有兴致地给身边的朋友或在自己身上试着点起了药线。

那位医师所说的寒手热背，意思就是有畏寒发冷的症状，就在手部取穴，如阳溪、合谷、手三里等穴；有发热的症状，就在背部取穴，一般是取大椎穴和背八穴。背八穴是壮医特色穴位，是将风门至大肠俞的连线平分为五等份，每等份的划分点在该连线的两侧各为一穴，每边四穴，共八穴，适用于感冒及各种原因引起的发热。

伤风感冒是由外感邪毒侵袭人体所致的常见疾病。现代

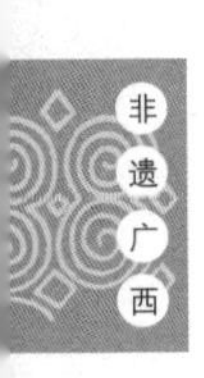

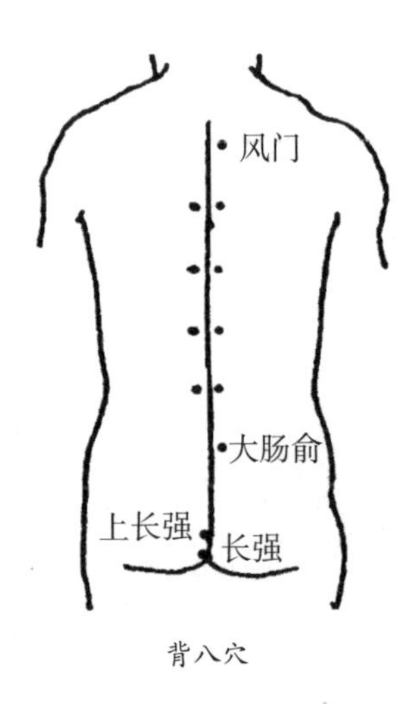

背八穴

医学认为，感冒是由病毒或细菌引起的上呼吸道感染性疾病，临床上以鼻塞流涕、咳嗽头痛、恶寒发热、全身不适为主要表现。外感风寒者，以恶寒发热、无汗、鼻塞流涕、头痛身疼为主；外感风热者，以身热、微恶寒、头痛且胀、咽喉肿痛、口干欲饮、汗出为主。壮医认为本病主要是感受风邪或时行疫毒所致，多因患者身体虚弱、抗病能力减弱，气候急剧变化时人体卫外功能不强，邪毒乘虚而入，从而引起一系列外感症状。药线点灸主穴为合谷、曲池、风池、大椎、背八穴；配穴视具体情况而定，如鼻塞流涕配迎香、鼻通，头痛配太阳、印堂，咳嗽配天突、中府，咽喉疼痛配少商、手三里。

壮医药线点灸疗法所需器具简单，仅一根线、一盏酒精灯（或其他火源），操作技术容易学习和掌握，许多来接受壮医药线点灸治疗的患者在医师的第一次操作演示后，就可以按照医师的嘱咐在家里自行操作了。点灸时会有蚁咬样的灼热感，但很快就会消失，患者无明显痛苦，而且不容易留疤痕，安全可靠；药线点燃后无明显的烟雾形成，不会污染环境。再加上确切的疗效和低廉的费用，使得这项“一看就会、一学就懂”的民族医药技法广受大众欢迎，特别适合在广大农村地区推广使用。

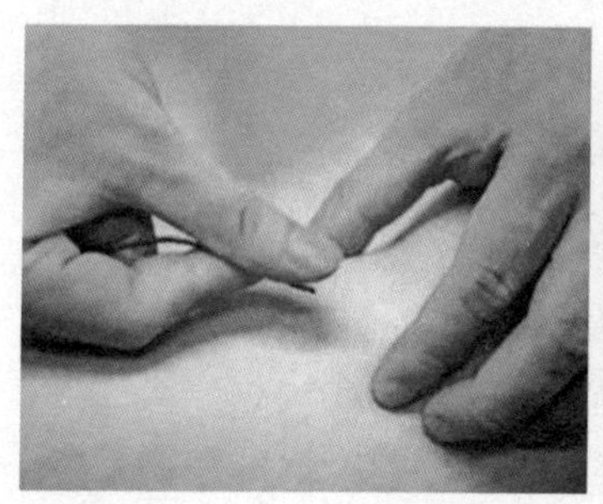
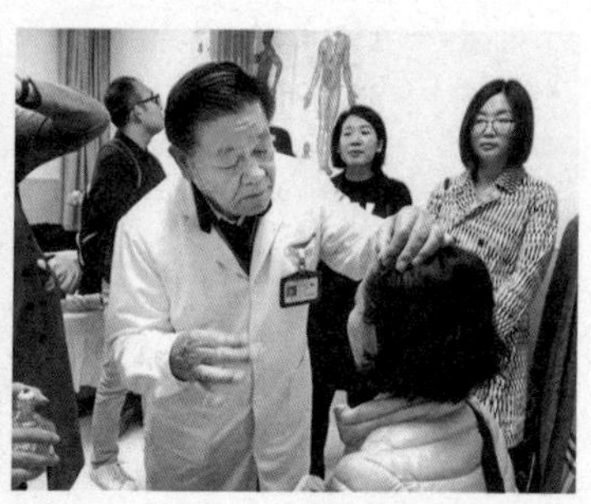

壮医药线点灸操作

数千年来，壮医药以其“简、便、廉、验、捷”的大众化和乡土化特色在壮族的生息繁衍中发挥了巨大的作用。如喝生姜红糖水既可防治感冒，又可解鱼蟹中毒；吃凉粽清热祛暑；洗艾叶澡祛邪防疫；吃羊肝清心明目；喝黑蚂蚁酒防治风湿病，等等。这些土方法并没有在现代社会中被人们遗忘，反而成为一种时髦。其中的一些重要思想也已自然地融入了人们的意识中，深深地影响着现代生活。如今，“阴阳为本”“三气同步”“药食同源”等思想已成为人们普遍认可的壮医药文化；药线点灸、刺血、刮痧、拔罐、推拿等壮医特色疗法也为大众所接受并时常运用于家庭的疾病预防保健。

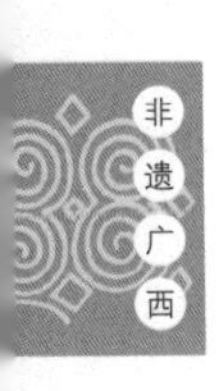

梅花穴，药线点灸的特效穴

壮医药线点灸的用穴规律与针刺疗法既有联系又有区别，主要有以下三种情况：一是直接使用中医穴位，主治病证相同；二是所取穴位的位置与中医相同，但主治病证不同；三是使用壮医特色穴位。

梅花一般都有5片花瓣，不过也有一些特殊的，一朵花会出现3片或6片花瓣，但并不是很常见。

壮医药线点灸的常用穴位中，就有以“梅花”命名的穴位，它的功效也具有代表性。梅花穴，在壮医药线点灸的取穴原则歌诀中就是“肿在梅”，即凡有肿块和皮损，则沿其中央和周边选取一组穴位，此组穴位共有五穴，呈梅花形分布。在治疗过程中，随着肿块和皮损范围的缩小，梅花穴的外周四穴也随之移动，不能固定在一个位置上。

点灸梅花穴主要用于软坚散结、祛风止痒。根据壮医理论和临床实践经验，一切肿块和皮损，如斑疹、丘疹、风团、结节、疱疹、脓疱等，都可以点灸梅花穴进行治疗。

常用的梅花穴有下关梅穴和局梅穴。临床上青年女性的痛经有虚有实，但以虚实错杂证及实证多见，主要病机为气血运行不畅。气血虚弱或肝肾不足，容易因为脏腑经脉失养而致功

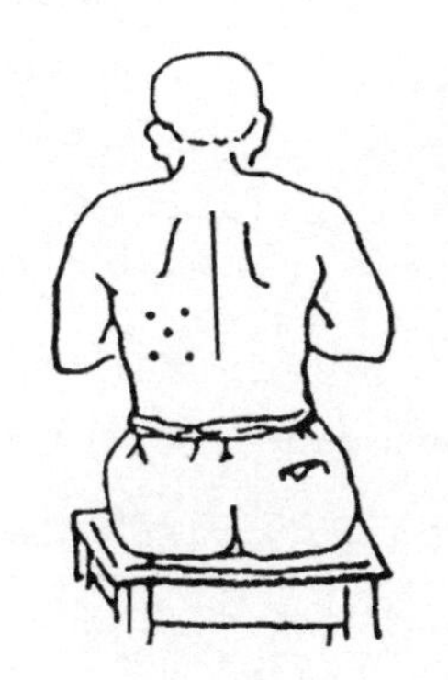

扫码看视频

梅花穴

能减退。如气虚则运行迟滞，血少则不能畅行，或经脉失荣而痛。故中医有“不通则痛，通则不痛”的说法，通调气血便成为人们治疗痛经的主要原则。

根据壮医药线点灸的治疗经验，选取下关梅、三阴交为主穴。以下关元穴（肚脐下 3.5 寸）为中心，上、下、左、右旁开 1.5 寸各 4 点构成下关梅穴。下关梅内连胞宫，属于任脉，且冲脉又合肾经循行该处，督脉亦起于胞中，通于任脉，可见下关梅与胞宫有多种密切联系的途径。三阴交为肝经、脾经、肾经三经之交会穴，足三阴经自下上行，交于腹之下关梅。这与中医经络理论基本一致。因此，药线点灸下关梅、三阴交，产生的温热刺激作用由下传上，激发经气，温煦胞宫，调整胞宫的阴阳气血，使之从偏盛偏衰恢复到协调平衡状态，从而起到良好的止痛效果。

除此之外，妇科疾病还常选取局梅穴进行治疗。“以痛为腧”“以肿为腧”，以疼痛处或者肿块为中点，上、下、左、

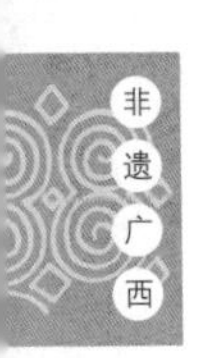

右各旁开1寸，就构成局梅穴。点灸局梅穴对妇科疾病的疼痛、瘀肿具有显著疗效。

在梅花穴的基础上，根据皮损的大小，还可以适当增加点灸穴位，从而组成莲花穴、葵花穴。

莲花穴：按局部皮损的形状和大小，沿其周边皮损部位选取一组穴位组成莲花穴，适用于治疗一般癣类和其他皮疹类疾病。

葵花穴：根据局部皮损的形状和大小，沿其周边及皮损部位选取一组穴位组成葵花穴，适用于治疗比较顽固的癣类和其他皮疹类疾病。

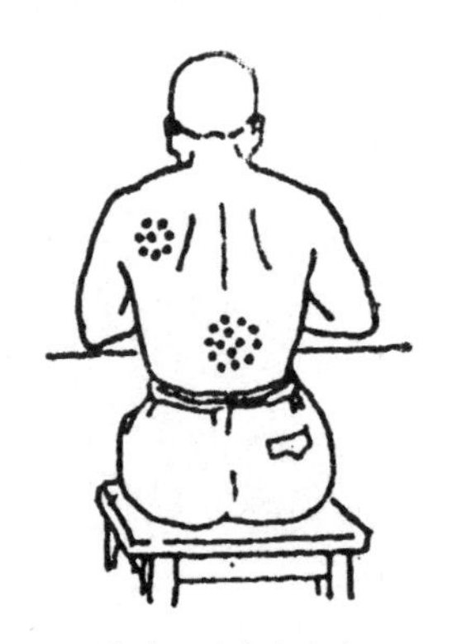

莲花穴（左上）和
葵花穴（右下）

“痿肌痛沿麻络央”，关键是“中央”

“痿肌痛沿麻络央”是壮医药线点灸取穴原则歌诀里的第二句话，意思是对于痿废瘫痪等症状，治疗时就选取该痿废瘫痪肌肉处的穴位为主；对于痛证，则选取痛处及其邻近穴位；对于肢体或者局部麻木不仁等症状，就以该部位的经络中央点为治疗穴位。

夏日炎炎，大学生小张正处在最逍遥的暑假中，生活特别没有规律，前阵子看足球比赛天天熬到凌晨三四点，且边看边喝冰啤酒，近日经常上网玩网络游戏到深夜，睡觉时又将空调温度调至比较低。某天早上，他起床发现脸不对劲了，一侧脸颊动作不灵、口角㖞斜，而且感觉一侧脸部麻木、瘙痒。怎么嘴巴就歪了呢？小张百思不得其解地来到医院求助。医生告诉他，他这是得了面瘫，因为这段时间生活不规律、熬夜，导致身体抵抗力下降，容易受病邪攻击，加上喝冷饮、空调温度过低，就容易引起面瘫。

中医认为，面瘫多由营卫经络虚弱，风寒或风热之邪乘虚侵袭面部经络，阻碍经脉气血运行，使面部肌肉拘急纵缓而发病。针灸是面瘫常用和有效的治疗方法。

壮医治疗面瘫最好的方法是药线点灸，而且选取的治疗

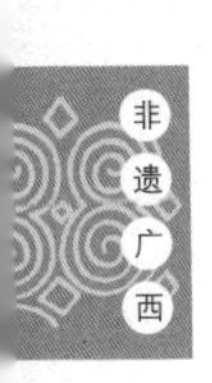

部位是中心点，即以面部有酸、痛、痒、肿、麻痹、瘫痪等肌肉局部不适的中心点为穴位，再配合地仓、头维、攒竹、风池、手三里等穴位用壮医药线点灸治疗，各穴位点灸一壮，每天1～2次，治疗7～10天就能收到很好的疗效。

但是要注意的是，治疗急性面瘫一定要趁早，越早治疗效果越好，一般来说半个月就能恢复；超过半个月再治疗，难度就加大了。除了面部受凉，病毒感染、自身免疫反应也会引发面瘫。像小张这种单纯受风邪侵袭导致的面瘫不难治疗，但如果是病毒感染引起的面瘫，则恢复起来要慢一些。

药线点灸疗法临床止痛消炎效果良好，一般经过点灸后，能增加局部的血液循环，多数在点灸1～2次后起效，1～3个疗程内可使局部疼痛、麻木等不适及流口水、口角㖞斜等功能障碍得到明显改善。现代研究证实，壮医药线点灸疗法之所以能治疗面瘫，是因为壮医药线点灸不仅有抗感染、抗病毒、迅速消灭病毒抗原的功效，而且能够达到加快面神经根部炎症吸收和促进受感染的神经细胞迅速恢复活性的目的。同时，避免了针刺的痛苦，而且无毒副作用，费用低，疗效显著。

这种关键在于取中心点的选穴方法，对其他原因引起的以疼痛、麻木为主要表现或是萎缩性的疾病，如肩周炎、带状疱疹等也同样适用。

“抓长子”，皮肤病证不用慌

壮医药线点灸疗法的适应证比较广泛。龙玉乾有个祖传口诀：“灸治铭言七大纲，寒热肿痿痛麻痒，一字一畴须当记，驱邪扶正得安康。”药线点灸除了治疗内科、外科、妇科、儿科等科的常见疾病有奇效，对外科皮疹类疾病引起的瘙痒等的疗效也十分显著。

壮医认为，皮肤为人体一身之表，邪毒入侵，皮肤首当其冲。皮肤上密布龙路、火路网络，故人体正之盛衰、毒之轻重都可以从皮肤上反映出来。壮医药线点灸疗法利用药线点灸对体表龙路、火路进行刺激，通过龙路、火路传导刺激，从而疏通龙路、火路气机，一方面直接驱毒外出，另一方面调整嘘（气）、勒（血）、脏腑功能，恢复天、地、人三气的同步运行，使人体各部恢复正常的功能而达到治疗目的。壮医药线点灸具有消炎退热、祛风止痒、通络止痛、散结消肿、强壮补益等功效，对瘙痒、肿胀等病证疗效较好，因此在皮肤疾病的治疗中占有独特、重要的地位。

“唯有痒疾抓长子”是龙玉乾家族治疗皮疹类疾病的取穴经验。即但凡皮疹类疾患，取最先出现的疹子或最大的疹子顶端为穴。壮医药线点灸以长子穴为主穴治疗风疹、湿疹、痤疮、荨麻疹、白癜风等病证，效果良好。

风疹是常见的过敏性皮肤病，属现代医学的荨麻疹范畴，主要是风邪乘虚侵袭体表并遏阻于肌肤而成。壮医药线点灸治疗以长子穴为主穴，随证配曲池、血海、足三里、三阴交、风池、膈俞、合谷等穴，每天1次，5次为1个疗程。

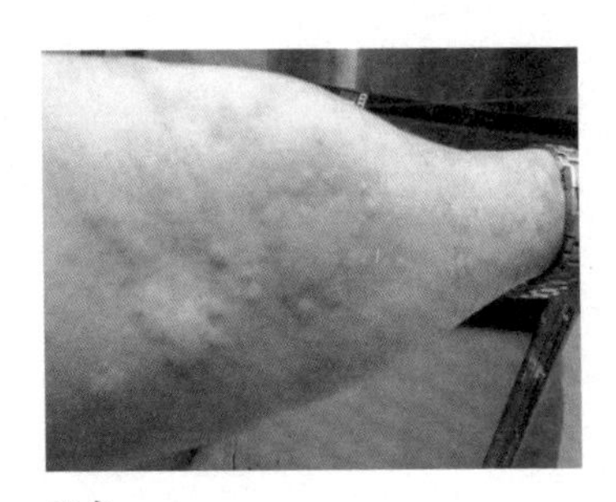

风疹

湿疹是指以瘙痒、糜烂、渗液为主要表现的皮肤病，多为风、湿、热等邪毒留于肌肤所致。现代医学认为该病为过敏引发的变态反应。壮医药线点灸治疗以长子穴为主穴，随证配肺俞、大椎、曲池、血海、膈俞、委中、三阴交、风池、阴陵泉、足三里等穴，每天1次，5次为1个疗程。

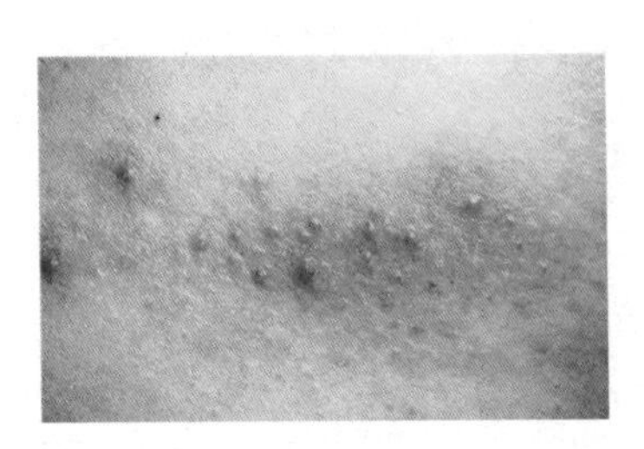

湿疹

神经性皮炎是一种皮肤神经功能失调所致的慢性瘙痒性皮肤病，以皮肤坚厚和阵发性剧痒为特征，多发生于颈部、肘部和骶部，初起患部奇痒，搔抓出现丘疹；日久皮肤逐渐变厚变硬，成不规则斑块，表面粗糙。多为湿热邪毒蕴结肌肤筋络所致，情志失常、忧愁烦恼等也易诱发。壮医药线点灸治疗以长子穴为主穴，随证配大椎、曲池、血海、膈俞、足三里、阴陵泉、三阴交等穴，每天 1 次，10 次为 1 个疗程。

银屑病又称“牛皮癣”，是一种慢性炎症性皮肤病，多因风热之邪客于肌肤，留而不去而致；或情志抑郁，气郁化火而致；或因日久不愈，血虚风燥，邪结肌肤，缠绵难愈而致。壮医药线点灸治疗以长子穴为主穴，随证配大椎、身柱、陶道、足三里、三阴交、阴陵泉、膈俞等穴，每天 1 次，10 次为 1 个疗程。

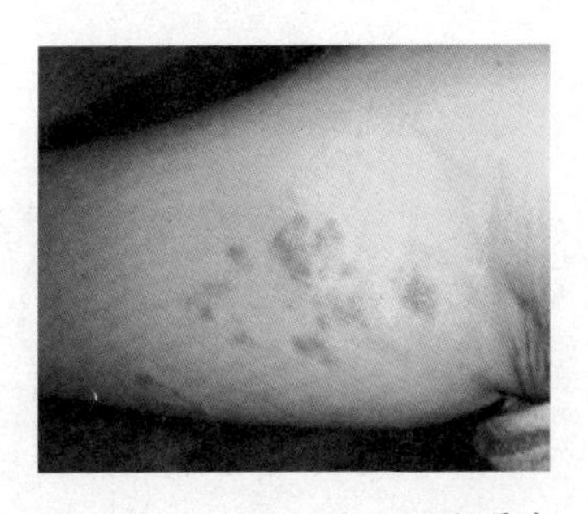

银屑病

痤疮是青春期常见的一种毛囊皮脂腺炎症，俗称“粉刺”，以颜面、胸背等处丘疹如刺，挤之有白色米粒样粉浆为特征。

多因肺胃热毒上蒸于面，风热之邪蕴于气道，熏蒸肌肤而致；或过食辛辣油腻之食物，脾胃湿热蕴积，血热上蒸于面，蕴阻肌肤而致；或因冲任不调，肌肤疏泄功能失畅而致。壮医药线点灸治疗以长子穴为主穴，随证配合谷、曲池、内庭、阳白、四白等穴，每天1次，10次为1个疗程。

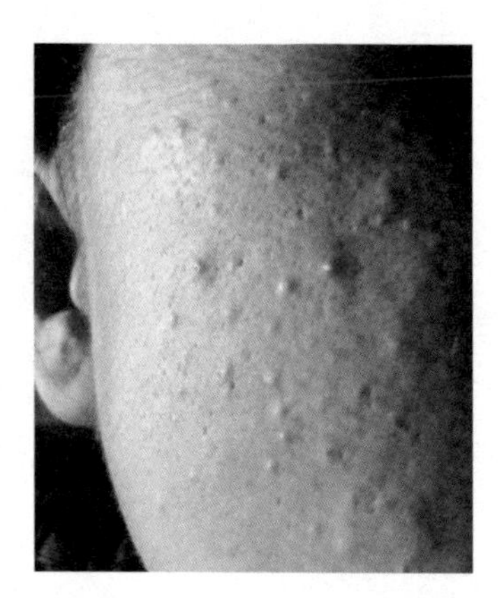

痤疮

白癜风为后天性色素脱失的皮肤病，主要症状是皮肤上出现大小不等的乳白色斑块，与正常皮色分界明显，周围皮色较深，斑内毛发变白，部分白斑中央有褐色斑疹或淡红色丘疹，无痒痛感，多与气血不和、情志内伤等

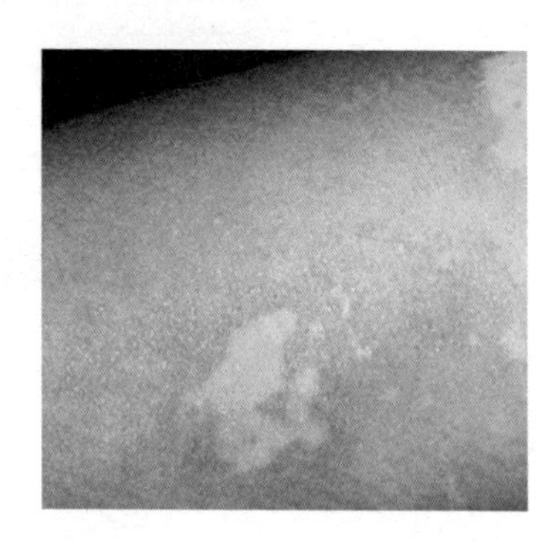

白癜风

有关。壮医药线点灸治疗以长子穴、患处莲花穴为主穴，随证配手三里、足三里、脾俞、膈俞、血海等穴，可配合大叶桉树叶煎剂浓缩液外洗，每天1次，10次为1个疗程。

蝴蝶斑又称“雀斑”，好发于面颊部，呈蝴蝶形、铜钱形或不定形。初发时颜色如尘垢或颜色灰暗，日久呈褐黑色，灰暗无华，与内分泌失调有关。壮医药线点灸治疗以长子穴、患处梅花穴为主穴，随证配中极、下关元、足三里、手三里、脾俞、肾俞、肝俞等穴，每天1次，10次为1个疗程。

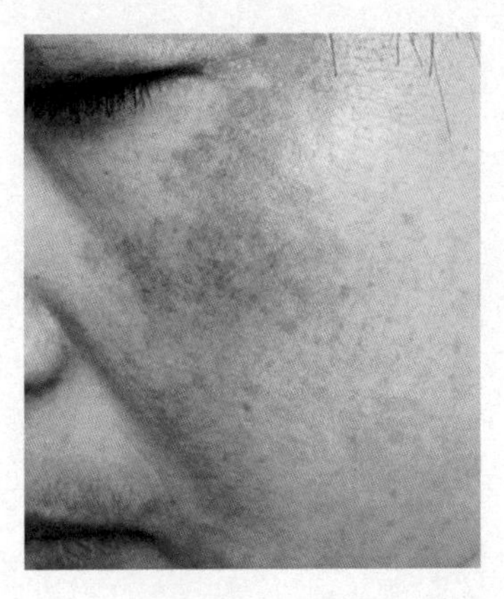

蝴蝶斑

“抓长子”是壮医药线点灸治疗皮疹类疾病的制胜法宝，通过对体表龙路、火路的刺激，一方面直接驱风毒外出，调节人体气血平衡；另一方面调整脏腑功能，提高机体免疫力。龙路、火路得以疏通，血虚风燥得以润养，风毒得以驱散，天、地、人三气得以同步运行，则瘙痒、斑疹自除，病体得安。

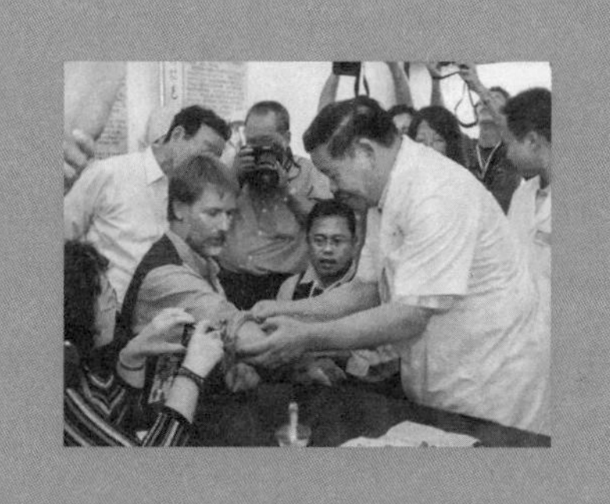

药线点灸 非遗传承

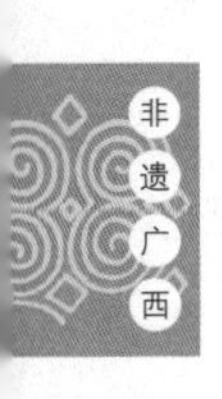

“临床 + 科研”，药线点灸疗效有保证

药线点灸疗法普遍存在和应用于壮族聚居地区，临床上很多病例都证明了药线点灸疗法具有神奇的治疗效果。这种古老的方法，如果没有效果或者效果不明显的话，如何能流传至今呢？这样的技法应该让更多人知道，更大范围地传播。

但在 20 世纪 80 年代，要传播药线点灸疗法，却远远没有想象中那么一帆风顺。很多人虽然听过药线点灸的疗效介绍，甚至亲眼看了或体验了治疗效果，但是仍然对这种疗法不以为然，甚至连一些从事民族医药研究的同行也对它的疗效持怀疑的态度，认为点灸所使用的药线是经过药液浸泡的，当药线燃烧后，药效也就消失了，用这样的药线进行穴位点灸，应该不会产生什么治疗效果，如果说偶然能治愈什么病证，也只能说是巧合而已。

随着临床上用药线点灸疗法治愈的病例越来越多，而且经过深入的调查访问，科研人员发现药线点灸疗法不仅能治愈感冒等简单的疾病，还能治疗包括内科、外科、妇科等 100 多种疾病，甚至一些现代医学颇感棘手的疾病，用药线点灸治疗也能取得很好的疗效。

药线点灸有什么神奇疗效，现在似乎需要系统而规范的临床观察数据来证明。

黄瑾明带领科研团队经过 8 年时间对大量临床病案进行收集、归纳与总结，并运用科学的方法反复论证，完成了“壮医药线点灸疗法的整理和疗效验证研究”科研课题的全部工作，该课题成果通过了自治区卫生厅（现自治区卫生健康委员会）组织的专家鉴定。作为壮医药史上的第一项科研成果，是壮医药发展史上的里程碑。1992 年，该课题成果荣获“国家中医药科学技术进步奖二等奖”（属省部级科研成果二等奖，为广西中医学院建院以来首次获得的最高科研奖）和“广西医药卫生科学技术进步奖一等奖”。

2011 年 5 月，经国务院批准，壮医药（壮医药线点灸疗法）列入第三批国家级非物质文化遗产代表性项目名录。壮医药线点灸具有“简、便、廉、验、捷”的临床特点，适用范围广，对畏寒、发热、肿块、疼痛、痿痹、麻木不仁、瘙痒等 7 个范畴的疾病疗效显著，而后大量的临床工作和科研工作均证实了其疗效的确切性。

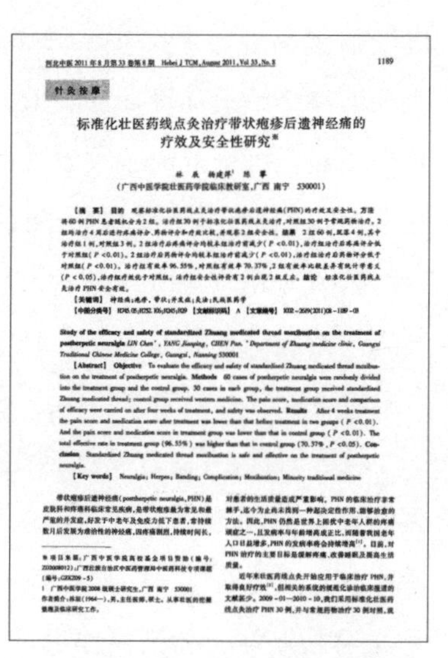
河北中医 2011 年 8 月第 33 卷第 8 期 Hebei J TCM, August 2011, Vol 33, No. 8　　1189

针灸按摩

标准化壮医药线点灸治疗带状疱疹后遗神经痛的疗效及安全性研究*

林 辰　杨建萍[1]　陈 攀

（广西中医学院壮医药学院临床教研室，广西 南宁 530001）

【摘 要】 目的 观察标准化壮医药线点灸治疗带状疱疹后遗神经痛(PHN)的疗效及安全性。方法 将60例PHN患者随机分为2组。治疗组30例予标准化壮医药线点灸治疗，对照组30例予常规药物治疗。2组均治疗4周后进行疼痛评分、药物评分和疗效比较，并观察2组安全性。结果 2组60例，脱落4例，其中治疗组1例，对照组3例。2组治疗后疼痛评分均较本组治疗前减少(P<0.01)，治疗组治疗后疼痛评分低于对照组(P<0.01)。2组治疗后药物评分均较本组治疗前减少(P<0.01)，治疗组治疗后药物评分低于对照组(P<0.01)。治疗组有效率96.55%，对照组有效率70.37%，2组有效率比较差异有统计学意义(P<0.05)，治疗组疗效优于对照组。治疗组安全性评价有2例出现2级反应。结论 标准化壮医药线点灸治疗PHN安全有效。

【关键词】 神经痛；疱疹，带状；并发症；灸法；民族医药学

【中图分类号】 [illegible] 【文献标识码】 A 【文章编号】 1002-2619(2011)08-1189-03

Study of the efficacy and safety of standardized *Zhuang* medicated thread moxibustion on the treatment of postherpetic neuralgia *LIN Chen*, *YANG Jianping*, *CHEN Pan*. *Department of Zhuang medicine clinic, Guangxi Traditional Chinese Medicine College, Guangxi, Nanning 530001*

[Abstract] **Objective** To evaluate the efficacy and safety of standardized Zhuang medicated thread moxibustion on the treatment of postherpetic neuralgia. **Methods** 60 cases of postherpetic neuralgia were randomly divided into the treatment group and the control group, 30 cases in each group, the treatment group received standardized Zhuang medicated thread; control group received western medicine. The pain score, medication score and comparison of efficacy were carried on after four weeks of treatment, and safety was observed. **Results** After 4 weeks treatment the pain score and medication score after treatment was lower than that before treatment in two groups (P<0.01). And the pain score and medication score in treatment group was lower than that in control group (P<0.01). The total effective rate in treatment group (96.55%) was higher than that in control group (70.37%, P<0.05). **Conclusion** Standardized Zhuang medicated thread moxibustion is safe and effective on the treatment of postherpetic neuralgia.

[Key words] Neuralgia; Herpes; Banding; Complication; Moxibustion; Minority traditional medicine

带状疱疹后遗神经痛(postherpetic neuralgia,PHN)是皮肤科和疼痛科临床常见疾病，是带状疱疹最为常见和最严重的并发症，好发于中老年及免疫力低下患者，常持续数月后发展为难治性的神经痛，因疼痛剧烈，持续时间长，对患者的生活质量造成严重影响。PHN的临床治疗非常棘手，迄今为止尚未找到一种起决定性作用、能够治愈的方法。因此，PHN仍然是世界上困扰中老年人群的疼痛顽症之一，且发病率与年龄增高成正比，而随着我国老年人口日益增多，PHN的发病率将会持续增高[1]。目前，对PHN治疗的主要目标是缓解疼痛、改善睡眠及提高生活质量。

近年来壮医药线点灸开始应用于临床治疗PHN，并取得良好疗效[2]，但相关的系统的规范化诊治临床报道的文献甚少。2009-01—2010-10，我们采用标准化壮医药线点灸治疗PHN 30例，并与常规药物治疗30例对照，现

*项目来源：广西中医学院高校基金项目资助(编号：ZD2008012)；广西壮族自治区中医药管理局中医药科技专项课题(编号：GZZ09-5)

1 广西中医学院2008级硕士研究生，广西 南宁 530001

作者简介：林辰(1964—)，男，主任医师，硕士。从事壮医的挖掘整理及临床研究工作。

《标准化壮医药线点灸治疗带状疱疹后遗神经痛的疗效及安全性研究》论文发表

目前，很多学者在

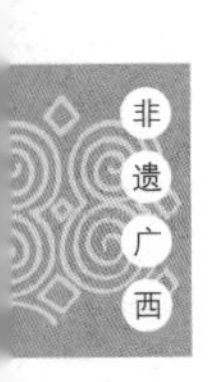

壮医药线点灸的基础与临床应用方面开展了大量的研究工作，证实了壮医药线点灸的适用范围广，而且治疗效果突出。通过大量临床观察、动物实验等方法，总结并归纳出壮医药线点灸的作用。

消炎退热：壮医药线点灸可治疗感冒、发热、咳嗽、膝关节骨性关节炎、网球肘等疾病，有较好的消炎退热功效。

祛风止痒：壮医药线点灸治疗带状疱疹、急性或慢性湿疹、斑秃等疾病效果显著。采用针刺联合药线点灸治疗带状疱疹，总有效率为100%；采用壮医药线点灸治疗慢性湿疹，总有效率为96.70%，随访3个月，未发现复发病例；采用壮医药线点灸治疗头面部丝瘊，总有效率为100%。

通络止痛：壮医药线点灸可治疗痛证，针对颈椎病、腰椎间盘突出症、风湿病、头痛、痛经、扭伤、痛风等疾病，有疏通经络、消除疼痛的功效，即时止痛效果较好。治疗坐骨神经痛，可明显改善下肢疼痛和麻木等症状，显效率和好转率90%以上；治疗经行头痛，总有效率为95%。

散结消肿：壮医药线点灸可治疗肿块性疾病，如淋巴结肿大、腮腺炎、乳腺炎、乳腺增生、局部扭挫伤肿等。治疗乳腺增生，总有效率为91%。

健脾消食：壮医药线点灸还可治疗小儿厌食、小儿食积、腹胀满、消化不良、食欲不振等，可起到促进消化的作用。治疗小儿消化不良，总有效率可达100%。

健脾止泻：无论是小儿腹泻还是成人腹泻均可使用壮医药线点灸治疗，效果显著。治疗小儿腹泻，总有效率可达

95.60%；治疗小儿遗尿，总有效率可达到93.30%。

温经通痹：壮医药线点灸可治疗风寒湿邪引起的膝关节、肘关节、腕关节、踝关节等关节疼痛。治疗风湿痹证，总有效率为84.60%；壮医药线点灸腧穴热敏化治疗类风湿性关节炎，总有效率为96.70%。

活血止血：壮医药线点灸具有双向调节的作用，配合活血的穴位可起活血功效，配合止血的穴位可起止血功效。通过比较壮医药线点灸与西药治疗痛经的效果，发现前者的治愈率明显高于后者。

广西国际壮医医院秦祖杰教授（左）为患者进行药线点灸治疗

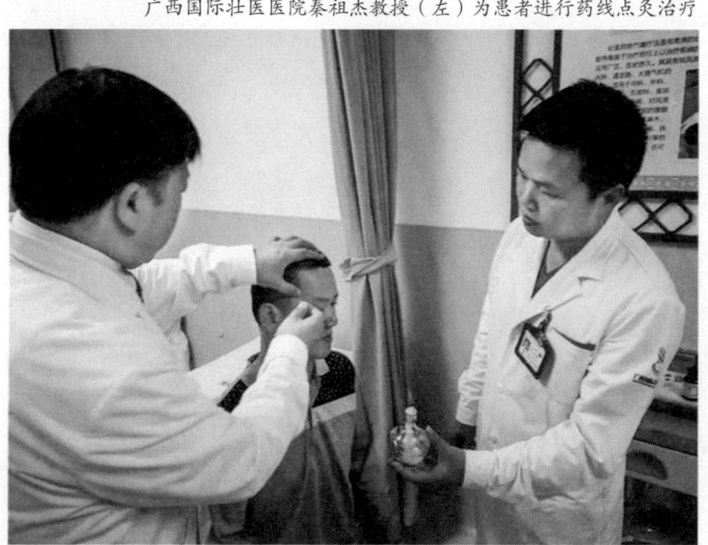

扫码看视频

大量的临床经验为科研工作创造了基础条件，科研结果又证实了药线点灸的治疗效果。通过科学研究壮医药线点灸的治疗作用，制定操作规范，并将其运用到临床上，两者相辅相成。“临床 + 科研”为壮医药线点灸的疗效提供了双重保证。

当前，更多的医务工作者、学者正在运用现代科学技术方法与手段，对壮医药线点灸疗法开展临床疗效观察、技术操作规范与应用研究，不断拓展适应证、筛选优势病种，并对该疗法的作用机制进行试验研究，以揭示其作用原理。壮医药线点灸基础与应用的深入研究取得了令人瞩目的成果，一批围绕壮医药线点灸的科学研究课题获得了国家自然科学基金和自治区自然科学基金等国家级、省部级科研课题立项，“壮医药线点灸学”理论体系的内容不断充实和完善。随着理论层面的不断梳理、总结、提炼和提升，以及临床应用规范的不断完善，壮医药线点灸临床服务的普及性不断提高，必将有更多人受益于壮医药线点灸的神奇疗效。

“一带一路”，药线点灸走向世界

汉代丝绸之路使中医药得以外传。宋代时海上丝绸之路盛极一时。有学者考证，这一时期中医药作为海上贸易的重要舶货，其外传出现了传至东北亚诸国的东线、东南亚诸国的南线以及南亚、西亚诸国的西南线等 3 条航路。600 年前的明代，郑和率队七下西洋，装载运物的同时也有不少随队医官，为沿途各国带去中药材和中医技术。

2015 年 3 月，国家发展和改革委员会、外交部、商务部联合发布了《推动共建丝绸之路经济带和 21 世纪海上丝绸之路的愿景与行动》，明确提出扩大在传统医药领域的合作。

广西与东盟国家民族相近、习俗相似。自 1991 年以来，就有广西的壮医药学者前往越南、泰国等国讲学，并就壮医药开展学术交流及合作洽谈。随着中国 – 东盟自由贸易区加快建设，广西与东盟国家在医药卫生领域的合作日益广泛。

近年来，我国日益重视中医等传统医学，同时少数民族的传统医学也日益发扬光大，在中国少数民族人口最多的自治区——广西壮族自治区，还专门建立了广西国际壮医医院，传承和发展壮族、瑶族等民族的医学。广西国际壮医医院作为一家国际性医院，肩负着民族传统医药的国际交流和民族

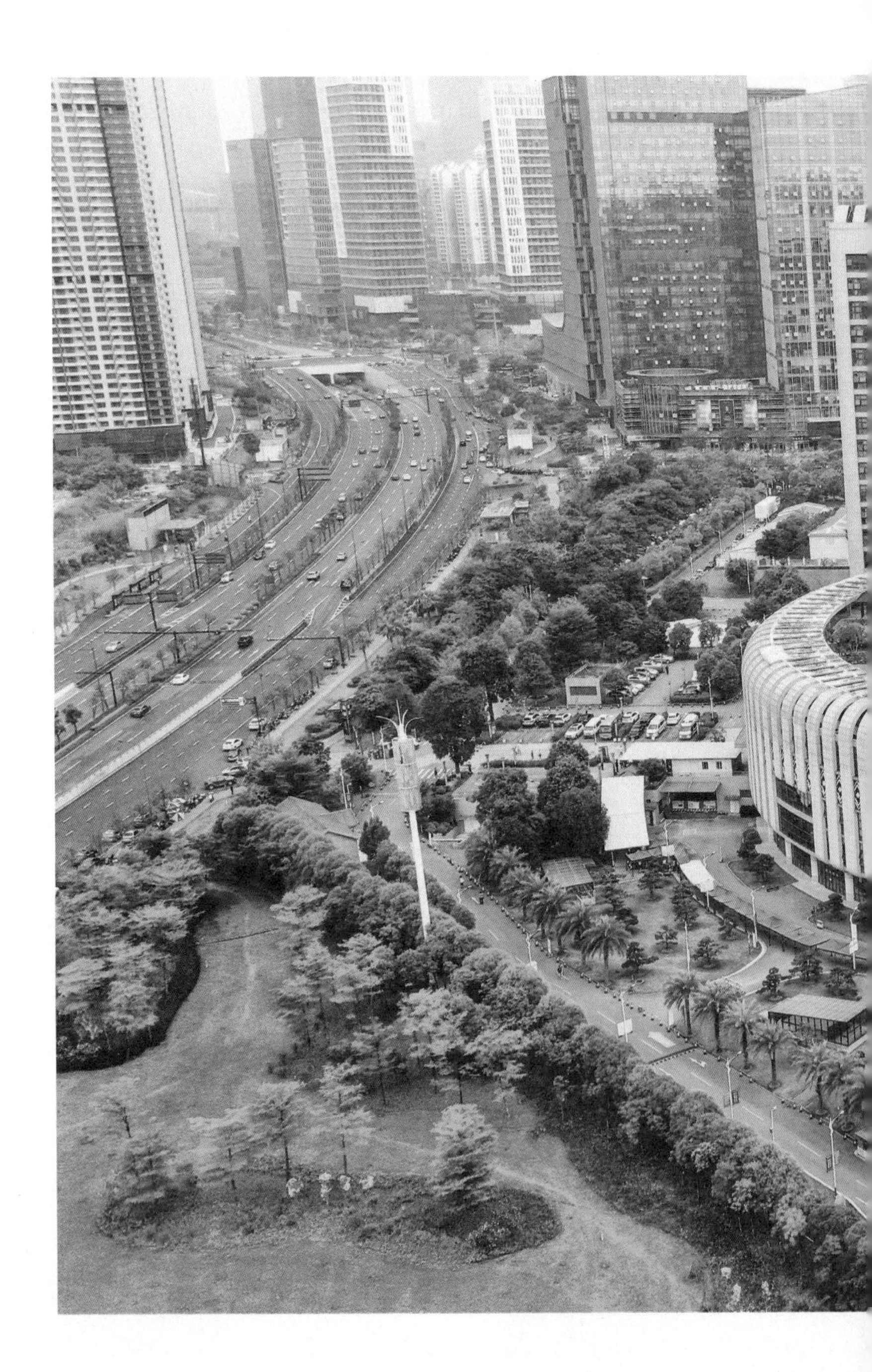

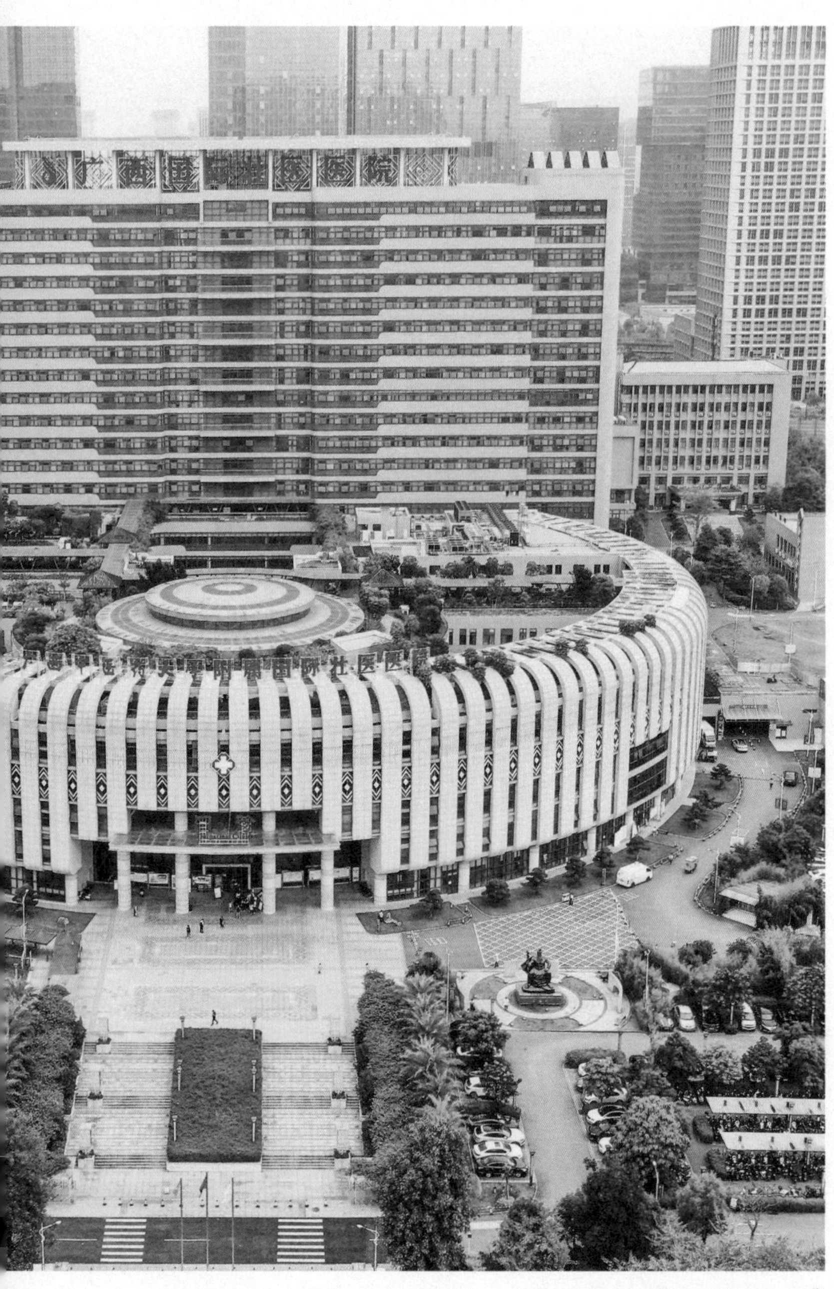

广西国际壮医医院全景

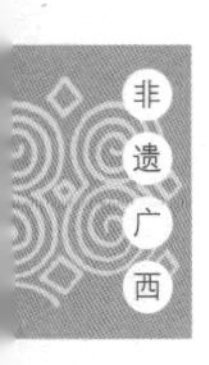

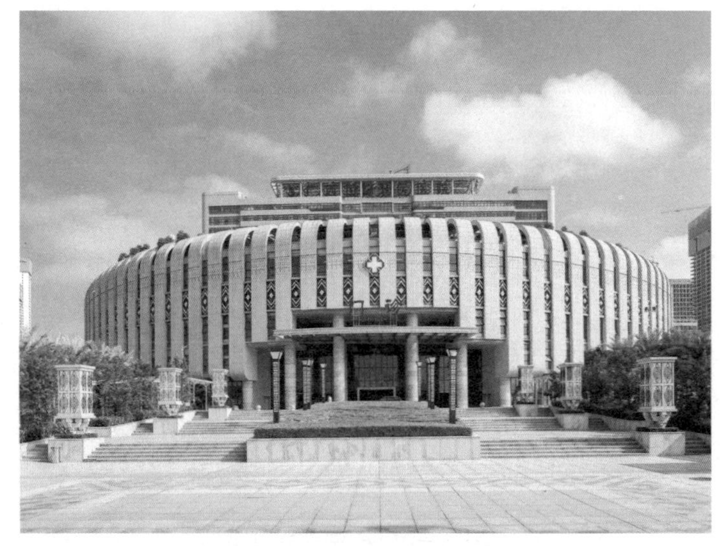

广西国际壮医医院门诊部

医药文化传播的使命。该医院与东盟国家乃至一些欧洲国家的交流合作日益深化，取得了丰硕成果。广西国际壮医医院先后与柬埔寨、菲律宾、泰国、新加坡、马来西亚等东盟国家及德国、俄罗斯等欧洲国家保持良好的交流与合作，并且在柬埔寨宏恩医院开设中医科（壮医科），并派出专家常驻宏恩医院出诊，为柬埔寨民众带去良好的医疗服务，并向海外传播中国的中医药文化和民族医药文化。

研究证实，壮医药线点灸具有疗效显著、副作用小、无后遗症的优势。广西中医药大学、广西国际壮医医院、广西中医药大学第一附属医院等高等院校及医疗机构都致力发掘分散于各地的壮医药文化，在初步完成壮医药文化资料整理的基础上，充分利用各种公共资源，多渠道展示壮族文化及壮医药文化起源。这些高等院校和医疗机构利用自身的平台优势，先后与马来西亚、泰国、新加坡等东盟国家签订了友好合作框架协议，奠定了中医、民族医对外交流合作的基础。

从 2018 年开始，广西国际壮医医院连续开展了多期民族医特色诊疗技术示范与推广国际培训班，培训班的学员有来自缅甸、泰国、柬埔寨、菲律宾、老挝、马来西亚、越南、新加坡、巴基斯坦、印度、韩国、尼日利亚等国家的医务工作者和留学生，以及广西中医药大学的师生、广西中医药大学各附属医院的中青年骨干医生和壮医联盟成员单位壮瑶医药青年骨干。

2020 年 6 月 28 日，“中华文化驿站之中医养生云上教学”线上直播活动正式开启，来自美国、俄罗斯、澳大利亚、韩国、日本、越南、马来西亚等多个国家和地区的外国专家及友人在线参与了活动。活动邀请广西国际壮医医院的壮医专家进行现场直播教学，向大家详细介绍壮医药线点灸等壮医技法的原理和治疗功效。来到现场参与活动的外国友人以独特的方式体验了壮医药线点灸、壮医针灸和壮医药物竹罐疗法等壮医特色治疗技法，同时他们也分享了自己的体验感受，表示此次壮医疗法体验很棒、很神奇，他们对中医药和壮医药的养生文化有了更细致深入的了解，以后会持续关注中医药文化和壮医药文化。

举办国际性培训和讲座是落实中国政府提出的“一带一路”传统医药信息交流平台的重要举措。近年来，广西利用

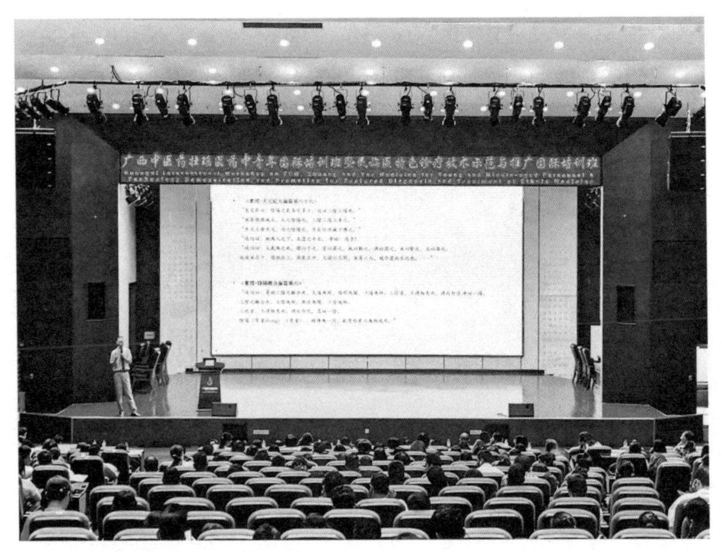

广西中医药壮瑶医药中青年国际培训班暨民族医特色诊疗技术示范与推广国际培训班现场

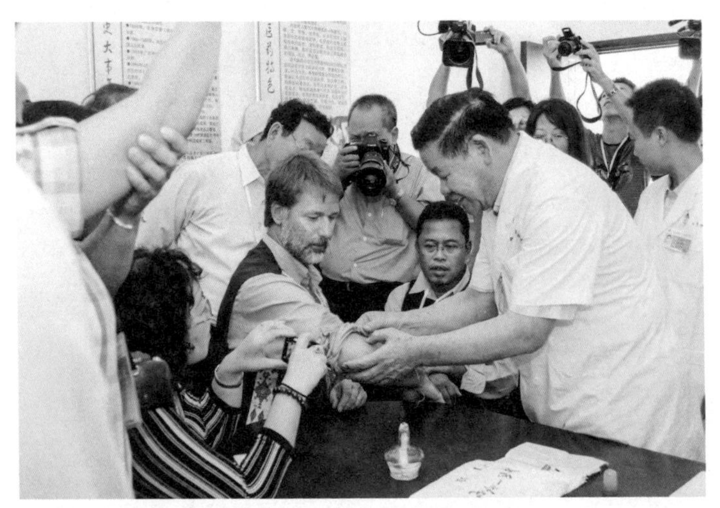

黄瑾明为中国－东盟传统医药代表团人员进行壮医药线点灸治疗

独特的区位优势，主动融入“一带一路”建设，深化与东盟国家在卫生领域的交流合作。对于东南亚国家的卫生事业发展来说，中国传统医学是不可或缺的一部分，民族医特色诊疗技术示范与推广国际培训班的顺利开班，能够促进东南亚国家对中国传统医学知识的了解，同时也能促进各国之间的文化交流，促进中国传统医学的发展，对提升中医药、壮瑶医药特色诊疗技术的服务水平，发挥壮瑶医药“简、便、廉、验、捷”的特色和优势具有深远而重要的现实意义。

广西是“一带一路”有机衔接的重要门户，北部湾港是中国与东盟各国海运的枢纽港口，海上航运便利。东南亚诸国有较多的华侨华人，具有较高的文化认同感，同时广西南宁作为中国－东盟博览会的永久举办地，在传播和推广壮医优秀诊疗技法方面具有得天独厚的优势。随着西部陆海新通道、中国－东盟自由贸易区等“一带一路”“组合拳”接连打出，南宁市充分发挥作为北部湾经济区核心城市和“一带一路”有机衔接的重要门户功能，将全方位带动中医药、壮瑶医药的传承创新与发展。

包括壮医药线点灸疗法在内的壮医优秀诊疗技法必须搭乘上新时代“一带一路”的列车，使壮医药走出国门，在“简、便、廉、验、捷”的优势上发挥它独特的治疗效果，惠及世界。

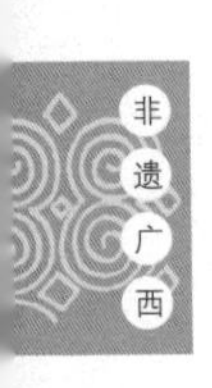

传承创新，壮医药历久弥新

壮医药是壮族的传统医药，萌芽于先秦时期，经汉魏六朝的发展，于唐宋时期形成包括10多种医疗方法的壮医多层次结构，明清至民国时期进一步发展。20世纪80年代之后，广西对壮医药进行了大规模的发掘、整理和研究，使壮医药在理论研究、人才培养和医疗规范化、标准化建设等方面都有较大发展。

壮医药线点灸疗法的应用范围广泛，对畏寒、发热、肿块、疼痛、痿痹、麻木不仁、瘙痒等诸证疗效尤佳。壮医药线点灸疗法除了列入国家级非物质文化遗产代表性项目名录，还被国家中医药管理局列为全国城乡推广的诊疗技术。

如何让这门古老的民族医药焕发活力，为老百姓带来福祉？单靠研究医药是远远不够的，一定要在完善理论体系、高质量标准的基础上，挖掘民间项目，研究壮族文化，让更多人了解壮医药的作用和技术特色，使他们对壮医药产生兴趣，从而搭建沟通交流的桥梁，积极向外传播壮医药文化，这是当前不少民族医药工作者的共识。

随着信息技术的快速发展及国家对民族医药的重视，人们对壮医药线点灸的热情日益高涨。

《医学发达的现代医院，竟然还用这种土方法来治病，超神奇》的帖子在《南国早报》网站上引起了网友的关注，帖子中还晒出不少医生用一根点燃的药线为患者进行治疗的图片。

有些网友对这种疗法感到好奇，有些网友称这种疗法与针灸效果差不多。一位有过该疗法治疗经历的网友向大家介绍说，这是壮医的药线点灸疗法，效果还不错。另一位来自北方的网友跟帖称："以前连听都没听说过药线点灸，这个治病的方法听起来就让人觉得好奇，从图片看治疗过程很刺激，有点儿恐怖。我来广西不久，但我感觉广西是个很有民族特色的地方。刚好这几天有点不舒服，我很想去体验一下这个药线的神奇。"随后，几位广西本地网友纷纷支持她的想法，而且大家还约好一起前去体验药线点灸疗法。

过了几日，几位网友结伴来到广西中医药大学第一附属医院壮医科诊室，他们看到小小的诊室里挤满了慕名而来的患者，诊室里的几位医生不停地忙碌着。

20多岁的贾小姐来自黑龙江，最近刚到南宁，因为水土不服，嘴上长了几个疱疹。她说："疱疹在嘴上长了好几天了，一碰就疼，前几天在网上看到壮医药线点灸可以治疗疱疹，就过来试试。"治疗时，只见医生娴熟地在她的嘴角上用药线轻轻地点了一下，疱疹处有些红红的。她说："我好害怕医生会把我烫伤，刚刚我还把眼睛闭起来了，不过点完之后感觉没那么疼了。"她还说以前在北方从没听说过这样的治病方法。

80多岁的胡先生是第二次来到广西中医药大学第一附属医院壮医科诊室，他患带状疱疹两个多月了，家人曾陪他四

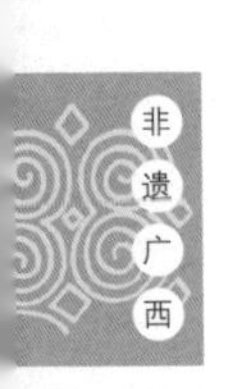

处求医，带状疱疹算是治好了，可是带状疱疹后遗神经痛却疼得厉害。吃了一个多月的西药、中药，疼痛有所减轻，但药效过后还是疼，尤其是到了晚上，疼得连觉都不能睡。前些天，女儿带他来做药线点灸，当天疼痛就有了好转，最明显的是肩膀不疼了。

听了两位患者的介绍，几位网友表示感觉好神奇。看着医生将一根点燃的小药线点在患者身上，大家都想体验一下药线点灸的感觉，但一听说治疗时身上会有灼热感，他们又有些紧张了。有位网友表示，原先得知能去医院一睹壮医药线点灸疗法的神奇，她很兴奋，表示平时不怎么注意壮医，想不到来这里看病的人还真多。

还有一位网友说，最近耳朵上莫名有个小包，摸起来有点痒，不知道药线点灸有没有效。医生笑着说，药线点灸对皮肤上的痒痛有很明显的疗效，点灸一次就可以止痒止痛。一听到能止痒，网友笑着说："从小打针都不怕，没事。"医生用药线一头的珠火在她耳朵上一点，她立即龇牙咧嘴地从凳子上跳起来，直呼好痛。医生安慰她说："放轻松些，再点一下就好了。"其他网友纷纷询问她的感受，她回答说："药线接近耳朵时，我感觉到一股热气，当药线点在痒处时，感觉有点疼，一阵热感从耳朵蔓延开来，又觉得有点舒服。"她还说，来南宁没多久，就尝试了广西少数民族医药疗法，感觉真的很新鲜。

一条苎麻线、一盏酒精灯……就能给人治疗疾病，解除痛苦，甚至治愈一些连现代医药也束手无策的顽固病证，既简单又便捷，壮医药线点灸真是太神奇了！

2013 年 7 月 8 日，《健康时报》登载了《寻宝民族医药》的报道，把目光投向苗医药、壮医药、傣医药、彝医药等民族医药，介绍这些已列入国家级非物质文化遗产代表性项目名录的特色疗法，其中对壮医药的介绍中就重点介绍了壮医药线点灸疗法。

为推广民族医药科研成果，传授壮瑶医药特色诊疗技术，培养民族医药人才，让更多的人体验到民族特色疗法的神奇，1989 年，广西民族医药研究所培训部（现广西国际壮医医院培训部）开始招生，培训对象为基层医疗工作者、热爱民族医药的广大群众，通过培训向学员传授壮瑶医药特色诊疗技法。培训部以研究所雄厚的科研力量为基础，以广西中医学院强大的培训师资和教学资源为依托，重视课程的实用性、操作性，使学员学得会、记得住、用得上、治得好。培训部创建 30 多年来，一直坚持推广壮医药线点灸等壮瑶医药适宜技术，在培养民族医药传承人才等方面取得了丰硕的成果，学员遍布世界各地。

2019 年 5 月 10 日至 12 日，为期 3 天的第十二届北京中医药文化宣传周暨第十一届地坛中医药健康文化节在地坛公园举行。会场内，人头攒动，草药飘香，受邀出席盛会的广西国际壮医医院，让首都市民体验神奇的壮瑶医药特色治疗方法。

“我是民族医药代表，来自广西国际壮医医院。”开幕式上，台上的民族医药代表自豪、自信地进行自我介绍，广西

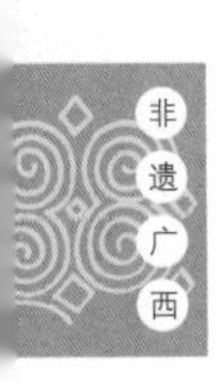

国际壮医医院展位成为文化节现场最受欢迎的展示点之一。吸引群众的是丰富的壮瑶医药产品，以及有着丰富民族文化内涵的特色诊疗技法展示和美丽的壮族服饰。

文化节现场，许多群众都表示去过广西，知道壮医药线点灸疗法很神奇，还有群众表示想泡壮医药浴治疗和购买壮药制剂，甚至有群众希望广西国际壮医医院在北京开分院。

中央电视台记者在广西国际壮医医院展位采访时说，广西国际壮医医院在本次活动中很受欢迎，直播弹幕很多都是评论广西国际壮医医院的，观众们对壮医药充满了好奇。

作为一家三级甲等壮医医院，广西国际壮医医院一直致力壮医药线点灸疗法的宣传推广工作。在“我为群众办实事，健康扶贫进乡村”活动中，该院的医务人员走进乡村卫生所，现场演示壮医药线点灸疗法，指导卫生所医师开展壮医诊疗技术。

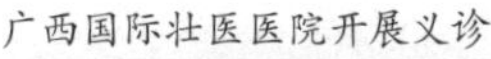
广西国际壮医医院开展义诊

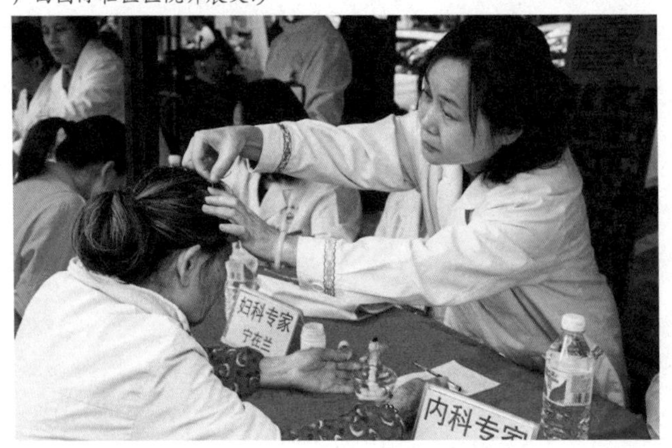

“中医中药中国行”活动是由国家中医药管理局联合 22 个部委共同主办的大型中医药科普宣传活动，自 2007 年启动以来，已经成为规格最高、规模最大、时间最长、范围最广、参与单位最多、影响深远的公益性中医药文化科普宣传活动。广西国际壮医医院等单位充分利用这次机会，向公众展示国家级非物质文化遗产、壮医适宜推广技术——壮医药线点灸疗法和自治区级非物质文化遗产——壮医药物竹罐疗法、瑶医滚蛋疗法等，受到了老百姓的欢迎，吸引了不少市民前来观看和体验。

现代医药在给人们解除病痛的同时，也给人们带来了始料不及的副作用。中国有句老话说“是药三分毒”，并非言过其实。可以这样说，大多数药物都有一定的毒性，尤其是在长期、大量或过量应用时，很容易使人体出现不良反应或对人体产生毒副作用。药物的毒性可以损害人体的各个系统和几乎所有的组织器官。因此，在回归自然之路的同时，寻找古老的行之有效而副作用又比较小的、不受现代化学污染的、天然的医疗资源势在必行。民族医特色诊疗技法在治未病中应用非常普遍，常见的有壮医滚蛋疗法、壮医水蛭疗法、壮药绣球操、壮医三气养生操等。这些传承千年的民族医技法、养生疗法在保留自身特色的同时又不断与时俱进。

随着国家的大力支持及保健养生潮流的兴起，壮医药线点灸作为中国民族医学派系壮医药中的一个重要组成部分，在弘扬壮医药文化、传承和创新民族传统医疗技术的过程中举足轻重，意义重大。

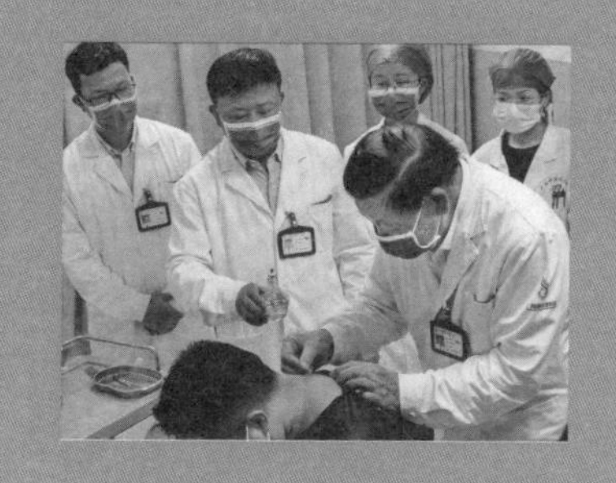

附录

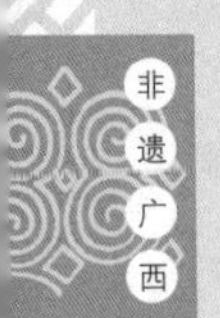

项目简介

◆ 壮医药（壮医药线点灸疗法）

国家级非物质文化遗产代表性项目

项目序号：1193

项目编号：Ⅸ-18

公布时间：2011 年（第三批）

类别：传统医药

类型：新增项目

申报地区或单位：广西中医学院

保护单位：广西中医药大学

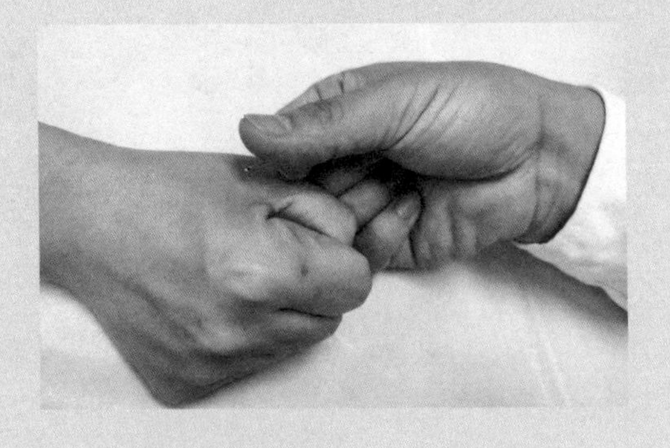

壮医药线点灸，又称“壮医药线灸”，流传于广西壮族地区，是利用药线点燃后形成的珠火灼灸患者体表的一定穴位或部位，以疏通气道、谷道、水道，调节龙路、火路气机，从而达到治疗疾病目的的一种灸法。

药线点灸是壮医外治法之一。所用的药线由苎麻搓成，规格有小号、中号、大号，直径分别为0.25毫米、0.70毫米、1.00毫米，用壮药液浸泡后密封备用。使用时点燃药线直接灼灸患者的体表穴位或部位，具有祛风通痹、止痛止痒、活血化瘀、散结消肿等作用。药线点灸所用的苎麻线和制作药液的药物均就地取材，药液按壮医理论配制，所取穴位有梅花穴、葵花穴、莲花穴、长子穴和经验穴等，也可用中医针灸穴位。

广西地处亚热带，气候炎热，多雨潮湿，痧、瘴、蛊、毒是壮族聚居地区发病率最高的疾病。壮族人民在长期的医疗实践中积累了丰富的医疗经验，总结和创立了许多行之有效的治疗方法，其中，药线点灸疗法就是壮医的特色疗法之一。该疗法既能治疗内部脏腑的疾病，又能治疗体表的多种病变，不同规格的药线与施灸手法适用于不同病证。20世纪80年代中期，药线点灸经广西壮族自治区壮医药工作者的发掘整理，广西中医学院壮医研究所及壮医门诊部进行大量的实验研究及临床观察后，向我国其他省（自治区、直辖市）和香港、澳门、台湾地区，以及美国、英国、澳大利亚、新加坡等国家推广应用，取得了较好的社会效益。2011年5月，经国务院批准，壮医药（壮医药线点灸疗法）列入第三批国家级非物质文化遗产代表性项目名录。

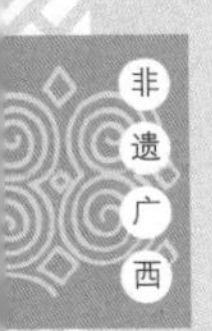

传承人小传

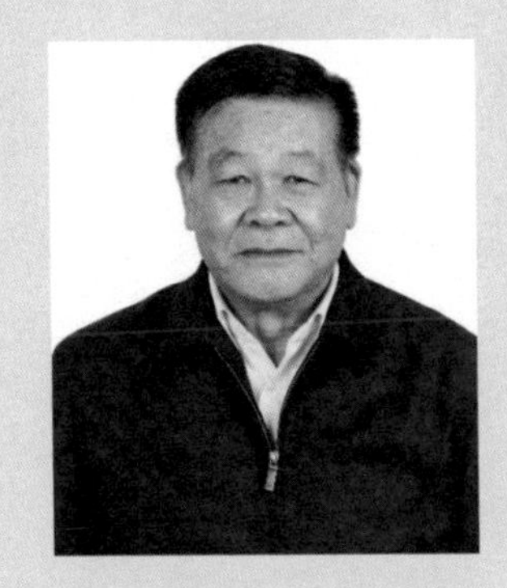

扫码看视频

黄瑾明 HUANG JINMING

壮医药（壮医药线点灸疗法）自治区级代表性传承人

黄瑾明，男，壮族，1937年生，广西贵港市人。2011年5月，经国务院批准，壮医药（壮医药线点灸疗法）列入第三批国家级非物质文化遗产代表性项目名录。2011年5月，黄瑾明被认定为第三批自治区级非物质文化遗产代表性传承人。

黄瑾明1965年毕业于广西中医学院（现广西中医药大学）医疗专业。1982年以来主攻壮医药的发掘、研究和推广应用，参与创建广西中医学院壮医门诊部，聘请壮医名家龙玉乾传授壮医药线点灸疗法，开展大量病例的临床验证，并在全国及世界范围内大力推广应用壮医药线点灸疗法，成果卓著，为我国壮医药事业做出了积极的贡献。

近60年来，黄瑾明长期致力壮医药线点灸疗法的资料收集、整理、研究工作，并将其在临床中广泛应用，发扬光大。黄瑾明率先开展壮医药、壮医技法的发掘、整理和研究，深入发掘整理壮医药线点灸疗法、壮医针灸等医疗技法，是壮医临床奠基人。1987年，黄瑾明开始举办壮医药线点灸疗法函授学习班，壮医药线点灸疗法的推广初见成效。举办30多期面授班、函授班，培养了几千名能够掌握壮医药线点灸的国内外医务人员，使该疗法在国内外得到广泛应用，为壮医药线点灸疗法的传承和发展做出了巨大贡献。1990年以来，黄瑾明多次应邀赴澳大利亚、美国等国家和地区讲学及开展医疗服务，努力把民族医药文化传播至世界各地。

黄瑾明首先把壮医药线点灸等技法从民间引入医学殿堂，开创了壮医整理研究和壮医高等教育的先河，奠定了广西中医药大学的办学特色基础。主持完成了“壮医药线点灸疗法的整理和疗效验证研究”等课题研究，并获得多项国家级和省部级奖项，为壮医药线点灸疗法的传承和创新发展奠定了重要的科研基础。

在黄瑾明的带领下，壮医药线点灸疗法历经几代人的传承发展，逐渐为民众所知晓、推崇，成为民族医药事业的一颗璀璨明珠，并传播至世界各地，造福世界人民。他说：“壮医药线点灸是我们壮族文化对世界人民的贡献，也是中华文化对世界人民的贡献，所以我们满怀信心，把它发展好、推广好，为更多的病友服务。”

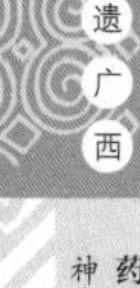

广西国家级非遗代表性项目名录

序号	名称	类别	公布时间	保护单位
1	布洛陀	民间文学	2006年（第一批）	田阳县文化馆
2	刘三姐歌谣	民间文学	2006年（第一批）	河池市宜州区刘三姐文化传承中心
3	壮族嘹歌	民间文学	2008年（第二批）	平果县民俗文化传承展示中心
4	密洛陀	民间文学	2011年（第三批）	都安瑶族自治县文化馆
5	壮族百鸟衣故事	民间文学	2014年（第四批）	横县文化馆（横县非物质文化遗产保护中心）
6	仫佬族古歌	民间文学	2021年（第五批）	罗城仫佬族自治县文化馆
7	侗族大歌	传统音乐	2006年（第一批）	柳州市群众艺术馆
8	侗族大歌	传统音乐	2006年（第一批）	三江侗族自治县非物质文化遗产保护与发展中心
9	多声部民歌（瑶族蝴蝶歌）	传统音乐	2008年（第二批）	富川瑶族自治县文化馆
10	多声部民歌（壮族三声部民歌）	传统音乐	2008年（第二批）	马山县文化馆
11	那坡壮族民歌	传统音乐	2006年（第一批）	那坡县文化馆
12	吹打（广西八音）	传统音乐	2011年（第三批）	玉林市玉州区文化馆
13	京族独弦琴艺术	传统音乐	2011年（第三批）	东兴市文化馆

续表

序号	名称	类别	公布时间	保护单位
14	凌云壮族七十二巫调音乐	传统音乐	2014年（第四批）	凌云县文化馆
15	壮族天琴艺术	传统音乐	2021年（第五批）	崇左市群众艺术馆
16	狮舞（藤县狮舞）	传统舞蹈	2011年（第三批）	藤县文化馆
17	狮舞（田阳壮族狮舞）	传统舞蹈	2011年（第三批）	田阳县文化馆
18	铜鼓舞（田林瑶族铜鼓舞）	传统舞蹈	2008年（第二批）	田林县文化馆
19	铜鼓舞（南丹勤泽格拉）	传统舞蹈	2014年（第四批）	南丹县非物质文化遗产保护传承中心
20	瑶族长鼓舞	传统舞蹈	2008年（第二批）	富川瑶族自治县文化馆
21	瑶族长鼓舞（黄泥鼓舞）	传统舞蹈	2011年（第三批）	金秀瑶族自治县文化馆
22	瑶族金锣舞	传统舞蹈	2014年（第四批）	田东县文化馆
23	多耶	传统舞蹈	2021年（第五批）	三江侗族自治县非物质文化遗产保护与发展中心
24	壮族打扁担	传统舞蹈	2021年（第五批）	都安瑶族自治县文化馆
25	粤剧	传统戏剧	2014年（第四批）	南宁市民族文化艺术研究院（南宁市戏剧院、南宁市非物质文化遗产保护中心）
26	桂剧	传统戏剧	2006年（第一批）	广西壮族自治区戏剧院
27	采茶戏（桂南采茶戏）	传统戏剧	2006年（第一批）	博白县文化馆
28	彩调	传统戏剧	2006年（第一批）	广西壮族自治区戏剧院

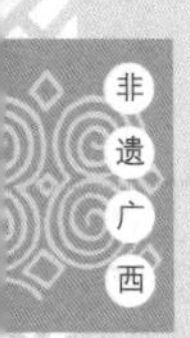

续表

序号	名称	类别	公布时间	保护单位
29	壮剧	传统戏剧	2006 年（第一批）	广西壮族自治区戏剧院
30	侗戏	传统戏剧	2011 年（第三批）	三江侗族自治县非物质文化遗产保护与发展中心
31	邕剧	传统戏剧	2008 年（第二批）	南宁市民族文化艺术研究院（南宁市戏剧院、南宁市非物质文化遗产保护中心）
32	广西文场	曲艺	2008 年（第二批）	桂林市戏剧创作研究院（桂林市非物质文化遗产保护传承中心）
33	桂林渔鼓	曲艺	2014 年（第四批）	桂林市群众艺术馆
34	末伦	曲艺	2021 年（第五批）	靖西市文化馆
35	抢花炮（壮族抢花炮）	传统体育、游艺与杂技	2021 年（第五批）	南宁市邕宁区文化馆（南宁市邕宁区广播影视站）
36	竹编（毛南族花竹帽编织技艺）	传统美术	2011 年（第三批）	环江毛南族自治县非物质文化遗产保护传承中心
37	贝雕（北海贝雕）	传统美术	2021 年（第五批）	北海市恒兴珠宝有限责任公司
38	骨角雕（合浦角雕）	传统美术	2021 年（第五批）	合浦金蝠角雕厂
39	壮族织锦技艺	传统技艺	2006 年（第一批）	靖西市文化馆
40	侗族木构建筑营造技艺	传统技艺	2006 年（第一批）	柳州市群众艺术馆
41	侗族木构建筑营造技艺	传统技艺	2006 年（第一批）	三江侗族自治县非物质文化遗产保护与发展中心

续表

序号	名称	类别	公布时间	保护单位
42	陶器烧制技艺（钦州坭兴陶烧制技艺）	传统技艺	2008年（第二批）	广西钦州坭兴陶艺有限公司
43	黑茶制作技艺（六堡茶制作技艺）	传统技艺	2014年（第四批）	苍梧县文化馆
44	米粉制作技艺（柳州螺蛳粉制作技艺）	传统技艺	2021年（第五批）	柳州市群众艺术馆
45	米粉制作技艺(桂林米粉制作技艺)	传统技艺	2021年（第五批）	桂林市戏剧创作研究院（桂林市非物质文化遗产保护传承中心）
46	龟苓膏配制技艺	传统技艺	2021年（第五批）	广西梧州双钱实业有限公司
47	壮医药(壮医药线点灸疗法)	传统医药	2011年（第三批）	广西中医药大学
48	京族哈节	民俗	2006年（第一批）	东兴市文化馆
49	三月三（壮族三月三）	民俗	2014年（第四批）	南宁市武鸣区文化馆
50	瑶族盘王节	民俗	2006年（第一批）	贺州市群众艺术馆
51	壮族蚂蚜节	民俗	2006年（第一批）	河池市非物质文化遗产保护中心
52	仫佬族依饭节	民俗	2006年（第一批）	罗城仫佬族自治县文化馆
53	毛南族肥套	民俗	2006年（第一批）	环江毛南族自治县非物质文化遗产保护传承中心
54	壮族歌圩	民俗	2006年（第一批）	南宁市民族文化艺术研究院（南宁市戏剧院、南宁市非物质文化遗产保护中心）
55	苗族系列坡会群	民俗	2006年（第一批）	融水苗族自治县文化馆

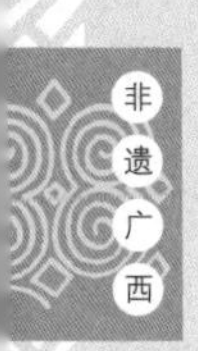

续表

序号	名称	类别	公布时间	保护单位
56	壮族铜鼓习俗	民俗	2006年（第一批）	河池市非物质文化遗产保护中心
57	瑶族服饰	民俗	2006年（第一批）	南丹县非物质文化遗产保护传承中心
58	瑶族服饰	民俗	2006年（第一批）	贺州市群众艺术馆
59	瑶族服饰	民俗	2014年（第四批）	龙胜各族自治县文化馆
60	农历二十四节气（壮族霜降节）	民俗	2014年（第四批）	天等县文化馆
61	宾阳炮龙节	民俗	2008年（第二批）	宾阳县文化馆
62	民间信俗（钦州跳岭头）	民俗	2014年（第四批）	钦州市非物质文化遗产传承保护中心
63	茶俗（瑶族油茶习俗）	民俗	2021年（第五批）	恭城瑶族自治县油茶协会
64	中元节（资源河灯节）	民俗	2014年（第四批）	资源县文化馆
65	规约习俗（瑶族石牌习俗）	民俗	2021年（第五批）	金秀瑶族自治县文化馆
66	瑶族祝著节	民俗	2021年（第五批）	巴马瑶族自治县文化馆
67	壮族侬峒节	民俗	2021年（第五批）	崇左市群众艺术馆
68	壮族会鼓习俗	民俗	2021年（第五批）	马山县文化馆
69	大安校水柜习俗	民俗	2021年（第五批）	平南县文化馆
70	敬老习俗（壮族补粮敬老习俗）	民俗	2021年（第五批）	巴马瑶族自治县文化馆

注：保护单位名称以国务院公布的项目名录信息为参照

书籍设计	刘瑞锋　钟　铮　黄璐霜
音像制作	陈荟伊　王　涛
参与编写	黄瑾明　林　辰　李凯风　王成龙 张译敏　曾翠琼　马　艳　刘红娟 向美英　曾芳芳　苏莉莉　王奕霏
图片提供	蒋桂江　李凯风　吴小红　王煜霞 覃日欢　潘明甫　翟　阳　彭佩纯 广西中医药大学 广西国际壮医医院
视频提供	广西金海湾电子音像出版社 广西中医药大学 广西国际壮医医院